心磁図の読み方

医学博士 山口　巖　監修
工学博士
医学博士 塚田 啓二 編著

コロナ社

■ **監修**
　山口　　巖（筑波大学附属病院長）

■ **編集**
　塚田　啓二（岡山大学大学院自然科学研究科教授）

■ **執筆**（五十音順）
　神鳥　明彦（日立製作所中央研究所主任研究員）：4.2節，6章
　塩野　淳子（茨城県立こども病院循環器専門医）：3.3, 4.3, 4.4節
　清水　　渉（国立循環器病センター心臓血管内科 心臓部門医長）：4.2節
　塚田　啓二（岡山大学大学院自然科学研究科教授）：1.1, 2.1〜2.4, 3.1節
　細野　剛良（大阪電気通信大学医療福祉工学部教授）：1.2, 3.4, 5.1, 5.3, 5.4, 5.6節
　堀米　仁志（筑波大学大学院人間総合科学研究科, 臨床医学系小児科助教授）：1.2, 5.1〜5.3, 5.5節
　山田さつき（Mayo Clinic（米国））：1.2, 2.5, 3.2, 4.2, 4.5節
　渡辺　重行（筑波大学大学院人間総合科学研究科, 臨床医学系循環器内科助教授）：4.1節

（所属は初版1刷発行当時）

監修者のことば

　1969年，Scherlagが開発した臨床的His束電位記録法によって近代臨床心臓電気生理学は発展の一歩を踏み出した。

　1974年当時，私はCalifornia大学Los Angeles校，Cedars of Lebanon病院（1976年にCedars Sinai Medical Centerに名称変更して，Beverly Hillsに移転）に留学中で，心拍の起源である洞結節機能の新評価法に取り組んでおり，臨床データを家兎の微小電極法による洞結節電位のデータから検証していた。カテーテルを用いた臨床的方法によって洞結節電位が得られれば，当然のことながら，正確な診断に直結することになる。ヒトの標準体表面心電図には洞結節電位は記録されない。非侵襲的洞結節電位記録法への関心から，そのころ研究室で心磁計測も話題の一つになっていた。

　留学から帰国した1977年，赴任した筑波大学の情報工学の教官のSQUIDによるプロジェクト研究への参加の呼びかけをきっかけに心磁計の臨床応用のため，実験室の中に，シールドルームを設置し，さまざまな工夫を試みた。しかし，どうしても測定に十分な記録が得られない。その理由は結局，研究棟や近隣のエレベータが発する磁気にあることが判明し，実験は中断されたのであった。

　さて，それから10年後日立製作所と筑波大学との臨床研究が開始された。新技術に基づく64チャネル記録装置が開発され，循環器領域では不整脈診断，虚血性疾患の領域で診断的効率を上げ始め，標準体表面電位図では検出できない磁場現象を捉える臨床応用に至っている。そして，

MC-6400形心臓磁気計測システムが医療機器として世界に先駆けて薬事承認されて，2003年3月より発売開始となった。今，30年前の研究目標の足がかりにやっと到達した思いである。長々と私事にわたったことをどうかお許しいただきたい。

　本書は各章の著者らが，心磁計開発から，膨大な記録の計測，読影，他の画像情報や心内電位図との比較・照合，およびデータ解析・工夫をこつこつと積み上げた，現時点におけるまとめである。

　私は現段階における心磁図の特色の基本は心臓全域にわたる正確なベクトル表示とその時系列にあると感じている。

　心磁図による臨床研究は，実感としてその端緒についたばかりであり，本書についてのご教示，ご批判を切に願うものである。

2006年6月

山口　巖

まえがき

　本書を手にしている読者は，多くは循環器の専門の先生方や，臨床検査技師の方，あるいはナースの方々のみならず，心磁図の研究をしているあるいはこれから研究しようとしている研究者の方々だと思います。また，心磁図だけでなく脳磁図の研究をやられている生体磁気研究の方たちも参考書として，手にとられているかもしれません。

　現在，心磁計が実用化されて，急速に進展しつつある段階にきています。しかしながら，論文雑誌などでは心磁図の解説はいくつかありましたが，心磁図を体系的に，しかも心磁図の研究者以外の方たちでも容易に理解してもらえる書籍がまだありませんでした。

　そのため今回，医学および工学の分野の研究者の方々が集い，今まで各臨床分野で得られた心磁研究の成果をもとに，なにがわかってきたか，あるいはこれからなにが明らかになってきそうかを提示できる書籍作りをしようと話がもち上がり，本書の出版の運びとなりました。

　研究を始めた当初は，おたがいの分野での言葉について誤解があるまますれ違うことが多かったのですが，数年後にはおたがいの言葉を誤訳をせずに理解できるようになり，疾患の解析方法の開発などを急速に進めることができました。執筆にあたり多くの分野から集まってもらえた結果，本書は検査の原理から各病態の診断，さらには成人，小児，胎児と幅広い検査対象を網羅することができました。

　また，心磁図の今後の発展の可能性も読者に感じていただきたいと思い，本書では市販の心磁計の基本解析法だけでなく，広く世界中で研究と

して議論されている解析法も数多く含めています。

　心電図については，よくご存知の読者が多いと思います。その方たちから，心磁図は心電図となにが違うのとよく質問されます。この質問にも答えられるように，心磁図の特徴をはっきりと理解していただけるように，本書の内容を工夫しました。

　現在心臓疾患を診断する方法として，心電図をはじめCTやMRIなどの画像診断，心臓カテーテル検査など多くの検査があります。この中で心磁図検査として特徴的なものは，心臓の電気生理学的現象を画像化できることだけでなく，心臓から体の外にまで自発的に出ている磁場を計測するだけなので，体に触らずにしかも基本的には数心拍を計測すればよいので短時間で検査できるところにあります。つまり，患者さんにやさしい検査であるといえるわけで，そのため心磁図は小児・成人のみならず胎児の検査としても使われ始めています。

　本書がぜひ，これから実際に医療現場で使おうとしている，あるいは研究ツールとして使おうとしている方々をはじめ，多くの方々に心磁図への興味をもっていただくのに貢献できれば幸いです。

2006年6月

塚田　啓二

目　　　次

1章　心磁図の歩み　　*1*

1.1　概　　　要 …………………………………… *1*
1.2　心磁図の臨床応用の歴史 …………………… *3*
引用・参考文献 …………………………………… *8*

2章　心磁図の原理　　*10*

2.1　心臓の磁場 …………………………………… *10*
2.2　心磁計の構成 ………………………………… *14*
2.3　心磁波形 ……………………………………… *16*
2.4　心磁図マッピング …………………………… *19*
2.5　心磁図の臨床診断における特徴 …………… *24*
引用・参考文献 …………………………………… *26*

3章　心磁図検査方法　　*28*

3.1　心磁図検査法の概要 ………………………… *28*
3.2　成人の検査 …………………………………… *33*
3.3　小児の検査 …………………………………… *35*
3.4　胎児の検査 …………………………………… *36*
引用・参考文献 …………………………………… *40*

4章　各病態における心磁図　41

4.1　虚血性心疾患　42
4.1.1　狭　心　症　43
4.1.2　心筋梗塞　53
4.1.3　急性冠症候群　56
4.1.4　ま　と　め　57

4.2　不　整　脈　57
4.2.1　頻脈性不整脈　58
4.2.2　徐脈性不整脈 —— His 束電位記録 ——　65
　トピックス 1　Brugada 症候群における右室流出路に異常興奮電流を観測　66
　トピックス 2　QT 延長症候群における異常興奮電流を観測　67

4.3　心　筋　症　68
4.4　小児領域の疾患　72
4.4.1　川　崎　病　72
4.4.2　先天性心疾患　76

4.5　今後の展望　77
引用・参考文献　78

5章 周産期における心磁図　85

- 5.1 胎児心磁図とはなにか ……… 85
- 5.2 胎児心磁図の時間指標の正常値 ……… 90
- 5.3 胎児不整脈の診断 ……… 92
  - 5.3.1 期外収縮　92
  - 5.3.2 頻脈性不整脈　94
  - 5.3.3 徐脈性不整脈　100
- 5.4 心磁図による胎児心拍変動解析 ……… 105
- 5.5 心磁図による胎児心肥大の診断 ……… 109
- 5.6 今後の展望 ……… 114
- 引用・参考文献 ……… 118

6章 各種解析方法　125

- 6.1 虚血性心疾患の解析手法 ……… 125
- 6.2 心磁図の画像・波形合成手法 ……… 128
- 6.3 胎児心磁図の解析手法 ……… 138
- 引用・参考文献 ……… 144

索引 ……… 148

1章 心磁図の歩み

本章では，新たな心臓疾患検査法として心磁図はどのように発展してきたのか，その心磁図計測方法の発展の歴史を心電図の歴史と比較する。また，各種心臓疾患診断法については4章から6章にかけて詳細に説明するが，ここでは世界中でどのような心臓疾患診断が研究されてきたのかその概要を説明する。

1.1 概　　　要

心磁図（MCG：magnetocardiogram）の歩みは，**心電図**（ECG：electrocardiogram）の歴史を参考にすると理解しやすくなる。

心臓で生じている電気生理学的活動の計測は，1887年にA. Wallerが体表面から計測するのに成功したのが始まりである。その後，1903年にはW. Einthovenがより正確な心電波形を計測できるようにし，現在広く用いられている臨床検査法の一つである心電図の基礎を築いた。

心電図の臨床応用は急速に進み，1920年代にT. Lewisによって不整脈を網羅した臨床心電図学の体系化が行われた。検査装置である心電計は，初め弦線電流計と呼ばれたもので，重さが数百kg以上，数十m³の部屋を要する大きなものであった。その後，心電計の商品化とその小型化が進められ，電子技術の発展とともに真空管式心電計からトランジスタ式，オペアンプ式とポータブルな装置に変化してきた。

初期の心電図の測定は，現在イメージしているような簡易なものでなく，装

置の大きさからもわかるように，困難な計測であった．この原因としては，体表面に現れる信号が数 mV と非常に微弱なことによる．心筋の細胞レベルでは約 100 mV もの電位変化が興奮として生じているのだが，この信号は心臓の周辺の臓器を経由して体表面まで伝わるので，減衰した微弱な信号となる．さらにこの微弱な信号は，生体に貼り付ける電極やリード線などに飛び付く外部の電磁誘導によって生じる雑音に埋もれるため検出が困難になる．しかし，現在では電子回路技術が発展し，低雑音の差動増幅回路によって同相雑音として容易に除去できるため，検出が容易なものとなった．

現在心電図検査として最も広く用いられているものは，四肢誘導電極と胸部誘導電極を装着して計測する**12 誘導検査**である．もっと多くの空間情報を捉えるために，電極を 100 点前後装着して計測する体表面心電図が 1963 年に Taccardia らによって開発された．しかしながら，電極の装着のわずらわしさと，電極の接触不良が起こりやすいなどの問題から現在でも普及には至っていない．心電図での体表面からの多点計測には限界があり，現在では，不整脈の診断と治療に利用可能な電気生理検査用として，心臓内に挿入するカテーテルに多点計測のマッピング機能を備えられたものが普及しつつある．

つぎに，心磁図の歴史を考えてみると，似た歴史をたどっているのではないかと感じられる．心臓磁場強度は約 10^{-10} T（テスラ）以下と，環境の地磁気の強度（約 10^{-4} T）と比べて 6 桁以上も小さい信号である．このため，心臓磁場を検出することは非常に困難であったが，1963 年に G. Baule[1]† らによって，数百万回も巻いた誘導コイルを用いて，信号強度として非常に弱く低周波数帯域での感度が低いながらも計測できたことが報告された．前後して 1962 年に**超伝導**におけるジョセフソン効果が予言され，それが検証された後，1964 年に Jaklevic らにより磁気センサとしても使われる **SQUID**（superconducting quantum interference device）が開発された．SQUID を用いた心磁計測は，アメリカ MIT において，Zimmerman が rf-SQUID を開発し，1969 年に

---

† 肩付番号は章末の引用・参考文献の番号を示す．

Cohen らとともに磁気シールドルーム内で計測したことが初めてである[2]。その後，多くの研究者により心臓のみならず，脳，筋肉，眼筋などから発生している磁場の計測がつぎつぎと報告された。

　1970年代後半から，日本でも電子総合研究所（当時）などで心臓磁場計測が開始された。また臨床心磁図の研究は，1980年代から徳島大学でアメリカ製の1チャネルの心磁図システムを用い，後に7チャネルの心磁図システムを用いて行われ，症例数として1 000例以上を超えた[3]。

　その後1980年代後半から，SQUIDの薄膜化による特性のそろったdc-SQUIDを用いたマルチチャネルの心磁計ができるようになり，ドイツでは37チャネルのシステムを用いた臨床研究が行われた。日本では1990年から超伝導センサ研究所の国家プロジェクトが開始され，SQUID，生体磁気計測装置，磁場源解析技術などの研究開発が大規模に行われ，多チャネル化が進んだ。1990年代半ばからは臨床用として初めての国産機を用いて，筑波大学において32チャネルから始まり[4]，日立ハイテクノロジーズ社が製品化した64チャネルの心磁計を用いた臨床研究が始まり，引き続き国立循環器病センターでも64チャネル心磁計[5]を用いた臨床研究が進められた。ここで，心磁図の大きな特徴は，限界にあった心電図における体表面での数十点以上の多点計測が，磁場計測することによって簡単に計測できるようになったことだと考えられる。

　現在では，ヨーロッパではフィンランド，ドイツ，イタリアで研究が精力的に行われており，またアジアでは韓国，台湾，中国でも臨床研究が始まりつつある。特に，日本では2002年12月に心磁計が薬事承認されたのに続いて，アメリカでは2004年にアメリカ製の心磁計がFDA認可され，いよいよ心磁計が臨床検査機器として使用され始めてきた。このため，心磁図の世界標準化と体系化が起こっていくものと思われる。

1.2　心磁図の臨床応用の歴史

　心磁図の臨床応用は，健常成人を対象とした報告から始まり，虚血性心疾

患[6,7]，伝導障害[8]へと広がった。しかし，システムの維持および操作に労力を要することが障害となり，1963年から1989年までの20余年間は論文数も少なく（図1.1），基礎研究には有用であるとしながらも，その臨床的有用性は疑問視された[8]。

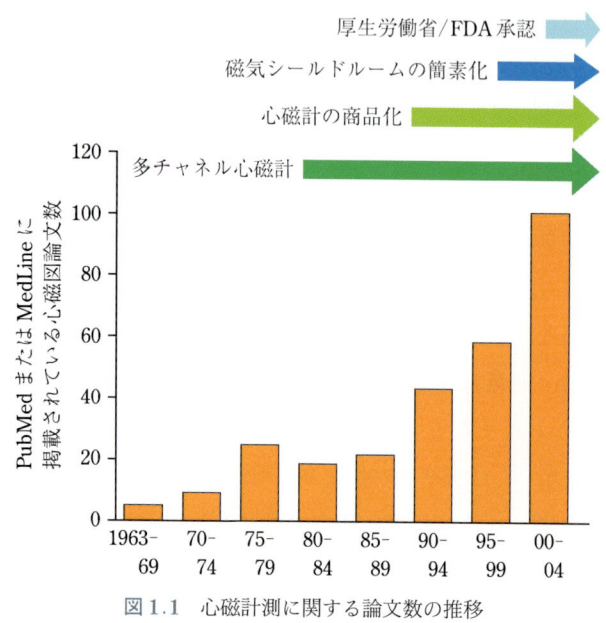

図1.1　心磁計測に関する論文数の推移

1990年代に入り，多チャネルシステムの開発/商品化が進むと，心磁計を"日常臨床で活用できる検査機器"へ発展させることを目指した臨床研究が盛んになり，論文数が倍増した。多チャネルシステムにより心磁図の空間分解能が向上したために，1990年代にはWolff-Parkinson-White症候群の副伝導路部位診断法が相次いで報告された（表1.1）[9]。2000年以降の心磁図に関する報告には以下のような特徴がある。

・多彩な解析法が開発され（本書の6章），適応疾患が広がった（本書の4, 5章）。対象疾患の内訳は，成人を対象とした心磁図では健常例，虚血性心疾患，不整脈，その他の心疾患（心筋症，高血圧など）の占める割合が拮抗しているのに対して，胎児心磁図では，正常胎児発育および

- 胎児不整脈に関する報告が主体である（図1.2）。
- 胎児心磁図に関する臨床報告が増加した。1980年代と比較して，2000年代は心磁図論文数が約4倍になり，そのうち胎児心磁図の割合は約10%から約半数へと著増している（図1.3）。

表1.1 心磁図の空間分解能（Wolff-Parkinson-White症候群）

著者	研究機関	症例数	センサ数	対象画像	推定位置精度
Feniti 1989	Rome, Italy	18	1	X線	2.0 cm
Mäkijärvi 1990	Helsinki, Finland	15	1	X線	3.1 cm
Schirdewan 1991	Berlin I, Germany	13	1	磁気共鳴映像	2.9 cm
Weismüller 1991	Ulm, Germany	9	37	磁気共鳴映像	1.8 cm
Oeff 1993	Berlin II Germany	25	37	磁気共鳴映像	0.5～2.0 cm
Nenonen 1994	Helsinki, Finland	12	1	磁気共鳴映像	2.1 cm
Nomura 1994	Tokushima, Japan	14	7	磁気共鳴映像	"good correlation"
Moshage 1996	Erlangen, Germany	23	37	磁気共鳴映像	<2.0 cm
Yamada 2000	Tsukuba, Japan	1	34	磁気共鳴映像	1 cm

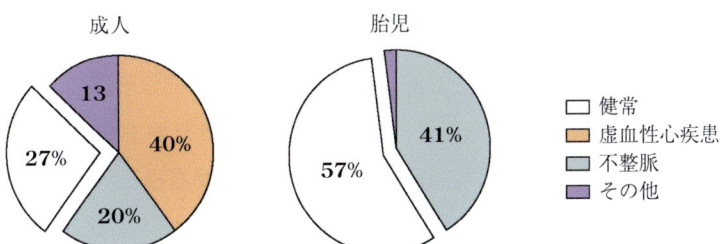

図1.2 心磁計測の対象疾患：成人と胎児との比較

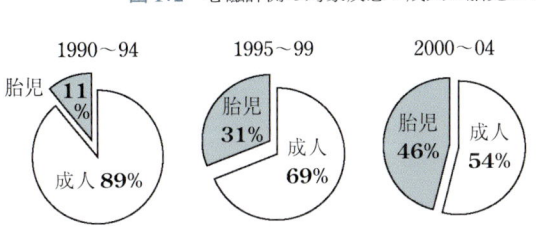

図1.3 胎児心磁計測の増加

胎児心磁図（fMCG：fetal magnetocardiography,）は信号がきわめて微弱で，成人の心磁図と比べても 1/10～1/100 の磁場強度であるため，その記録が可能となったのは SQUID が開発された後のことである。Baule and McFee[1] が成人心磁図の計測に成功した 1963 年から約 10 年後の 1974 年，Kariniemi ら[10] は胎児心磁図の計測に初めて成功し，通常の心電図と相似の波形から胎児不整脈を診断できることを示した。また，彼らは母体腹壁誘導心電図と比べると胎児心磁図は母体信号の混入が少ないという利点があり，妊娠 30 週以降では精度の高い胎児心拍数モニタとしても利用できることに注目し[11]，胎児心拍変動解析に応用した[12]。また，胎児心磁図の所見と直接胎児心電図の所見が一致することも報告された。

わが国でもその数年後に Awano ら[13] により心磁図の先駆的研究がなされ，体表面電極を必要としない胎児心磁図の有用性が指摘された。しかし，最先端の超伝導技術を必要とする方法であったため，研究面でも臨床面でも普及するには至らず，その後の十数年間は医学系の学術誌に発表された胎児心磁図に関する論文はきわめて少ない。

出生前診断法としての胎児心磁図の有用性が再認識され，基礎研究や臨床応用の成果が報告され始めたのは 1990 年代半ば以降のことである。Wakai らは胎児心拍変動解析に応用するとともに[14]，マルチチャネル SQUID を用いて母体腹壁上での胎児心磁界分布を計測し，胎児心磁図は時間分解能のみならず空間分解能も良好であることを示した[15]。Quinn ら[16] は妊娠中期から満期に至る胎児の胎児心磁図を計測し，妊娠週数に応じた**時間指標**（PR，QRS，QT 時間）の正常値について初めて報告した。van Leeuwen ら[17]，Rassi ら[18,19]，Achenbach ら[20] も胎児心拍数モニタリング，胎児心拍変動解析などを中心に研究を展開した。

わが国では 1997 年に筑波大学と日立製作所の共同研究により 30 例の正常胎児を対象とした胎児心磁図の臨床データが報告された[21]。その後，妊娠週数に応じた胎児心磁図の標準値がほぼ確立され，胎児心磁図による胎児不整脈の正確な診断とその診断に基づいた治療の成功例が報告された。とくに胎児の QT

延長症候群の報告[22]は世界で初のものであり，胎児心磁図の有用性を示す好例である．

1999年からは，薬事法上の医療機器としての承認を受けることを目的として心磁計の臨床治験が始まり，筑波大学に加えて国立循環器病センターにおいても日立製作所との共同研究が開始された．国立循環器病センターにおいては，胎児不整脈を中心に胎児心磁図の記録が行われ，また，それらの胎児心磁図を解析するためのさまざまな信号処理手法が開発された．これらの研究成果によって，胎児のWPW症候群や心房粗動の診断など[23,24]，世界初の出生前診断が報告されている．

2002年には，筑波大学と国立循環器病センターにおける臨床治験の成績をもとに，心磁計は成人のみならず胎児も対象とする医療機器として厚生労働省から認可された．

現在では，胎児心磁図の有用性はしだいに知れるところとなり，最近では筑波大学や国立循環器病センター以外の施設でも研究され始めている．世界的にはヨーロッパ諸国で胎児心磁図の研究は盛んであり，とくにドイツでは多くの大学・研究所で胎児心磁図の研究が行われている．アメリカではウィスコンシン大学の日系の研究者であるWakaiらのグループが精力的に研究を行っている．

胎児心磁図の研究対象は，当初のフィンランドのグループでは胎児心拍数のモニタリングを目的としていた．この方面の研究は地道に続いており，超音波に代わる胎児心拍数のモニタリングの方法として，胎児心磁図によって記録された胎児心拍数の変動が研究されている．

胎児心磁図の最大の特徴は超音波をはるかに凌ぐ時間分解能であるため，1990年代からは胎児心磁図による胎児不整脈の診断が盛んである．胎児心磁図の振幅の大きさや基線の高さ，すなわち，振幅方向の情報についても着目されるようになり，最近では胎児の心筋虚血の診断[25]が報告されるなど，注目を集めている．

引用・参考文献

1) Baule G. and McFee R.：Detection of the magnetic field of the heart, Am. Heart J., **55**, pp.95～96 (1963)
2) Cohen D., Edelsack E. A. and Zimmerman E.：Magnetocardiograms taken inside a shielded room with a superconducting point-contact magnetometer, App. Phys. Lett., **60**, pp.278～280 (1970)
3) Mori H. and Nakaya Y.：Present status of clinical magnetocariography, CV World Report, **1**, pp.78～86 (1988)
4) Tsukada K., Haruta Y., Adachi A., Ogata H., Komuro T., Ito T., Takada Y., Kandori A., Noda Y., Terada Y. and Mitsui T.：Multi-channel SQUID system detecting tangential components of the cardiac magnetic field, Review of Scientific Instruments, **66**, pp.5085～5091 (1995)
5) Tsukada K., Kandori A., Miyashita T., Sasabuti H., Suzuki H., Kondo S., Komiyama Y., and Teshigawara K.：A simplified superconducting quantum interference device system to analyze vector components of a cardiac magnetic field, Proc. 20th Annual International Conference-IEEE/EMBS, Hong Kong, pp.524～527 (1998)
6) Cohen D., Norman J. C., Molokhia F., Hood W. Jr.：Magnetocardiography of direct currents：S-T segment and baseline shifts during experimental myocardial infarction, Science, **172**, pp.1329～1333 (1971)
7) Cohen D., Kaufman L. A.：Magnetic determination of the relationship between the S-T segment shift and the injury current produced by coronary artery occlusion, Circ. Res., **36**, pp.414～424 (1975)
8) Savard P., Cohen D., Lepeschkin E., Cuffin B. N., Madias J. E.：Magnetic measurement of S-T and T-Q segment shifts in humans. Part I：early repolarization and left bundle branch block, Circ. Res., **53**, pp.264～273 (1983)
9) Yamada S., Yamaguch I.：Magnetocardiograms in clinical medicine, unique information on cardiac ischemia, arrhythmias, and fetal diagnosis, Inter. Med., **44**, pp.1～19 (2005)
10) Kariniemi V., Ahopelto J., Karp P. J., et al.：The fetal megnetocardiogram, J. Perinat. Med., **2**, pp.214～216 (1974)
11) Hukkinen K., Kariniemi V., Katila T. E., et al.：Instantaneous fetal heart rate monitoring by electromagnetic methods, Am. J. Obstet. Gynecol., **125**, pp.1115～1120 (1976)
12) Kariniemi V., Hukkinen K.：Quantification of fetal heart rate variability by

magnetocardiography and direct electrocardiography, Am. J. Obstet. Gynecol., **129**, pp.526〜530（1977）

13) Awano I., Muramoto A., Awano N.：An approach to clinical magnetocardiology, Tohoku J. Exp. Med., **138**, pp.367〜381（1982）

14) Wakai R. T., Wang M., Pedron S. L., et al.：Spectral analysis of antepartum fetal heart rate variability from fetal magnetocardiogram recordings, Early Hum. Dev., **35**, pp.15〜24（1993）

15) Wakai R. T., Wang M., Martin C. B.：Spatiotemporal properties of the fetal magnetocardiogram, Am. J. Obstet. Gynecol., **170**, pp.770〜776（1994）

16) Quinn A., Weir A., Shahani U., et al.：Antenatal fetal magnetocardiography：a new method for fetal surveillance ?, Br. J. Obstet. Gynaecol., **101**, pp. 866〜870（1994）

17) van Leeuwen P., Schussier M., Bettermann H., et al.：Magnetocardiography for assessment of fetal heart actions, Geburtshilfe Frauenheilkd, **55**, pp. 642〜646（1995）

18) Rassi D., Lewis M. J.：Power spectral analysis of the foetal magnetocardiogram, Physiol. Meas., **16**, pp.111〜120（1995）

19) Crowe J. A., Herbert J. M., Huang X. B., et al.：Sequential recording of the abdominal fetal electrocardiogram and magnetocardiogram, Physiol. Meas., **16**, pp.43〜47（1995）

20) Menendez T., Achenbach S., Moshage W., et al.：Prenatal recording of fetal heart actions with magnetocardiography, Z. Kardiol., **87**, pp.111〜118（1998）

21) 堀米仁志，安積瑞博，重光貞彦ほか：SQUID磁束計を用いた胎児心磁界計測，日本新生児学会雑誌，**33**, pp.371〜377（1997）

22) Hamada H., Horigome H., Asuka M., Shigemitsu S., Mitsui T., Kubo T., Kandori A., Tsukada K..：Prenatal diagnosis of long QT syndrome using fetal magnetocardiography, Prenat. Diagn., **19**, pp.677〜680（1999）

23) Hosono T., Chiba Y., Shinto M., Kandori A., Tsukada K.：A fetal Wolff-Parkinson-White syndrome diagnosed prenatally by magnetocardiography, Fetal Diagn. Ther., **16**, pp.215〜217（2001）

24) Hosono T., Kanagawa T., Chiba Y., Neki R., Kandori A., Tsukada K.：Fetal atrial flutter recorded prenatally by magnetocardiography, Fetal Diagn. Ther., **17** (2), pp.75〜77（2002）

25) Horigome H., Shiono J., Shigemitsu S., Asaka M., Matsui A., Kandori A., Miyashita T., Tsukada K.：Detection of cardiac hypertrophy in the fetus by approximation of the current dipole using magnetocardiography, Pediatr. Res., **50**, pp.242〜245（2001）

2章 心磁図の原理

　心臓の電気生理学的活動によって体表に発生している電位変化を計測した心電図は，心臓病の診断においては欠くことができない基本的な検査である．一方，心臓の電気生理学的活動は電位変化と同時に，体の内部だけでなく外まで磁場を出している．心磁図は，体の外に発生している磁場の時間変化と，空間分布の画像化を行ったものである．したがって，心電図と心磁図の関係は心臓の電気生理学的活動を電位で捉えるか，磁場でとるかの計測方法の違いである．情報源は同じものであるが，磁場を捉える利点により，心磁図では心電図と異なる側面を見ることができる．本書の3章以降では臨床診断上の心磁図で得られるさまざまな例を紹介する．本章では，まず心磁図とはなにかを理解し，その考え方に慣れてもらうために基本的な事項について述べる．

2.1　心臓の磁場

■ 電位（心電図）と磁場（心磁図）

　まず，電位計測による診断方法になれた読者にとってわかりづらいのは，電流と磁場の関係である．心臓での電気生理学的活動は図 2.1 に示すように細胞レベルでは細胞膜を通したイオン交換による細胞内外での電位変化が生じている．

　ここで細胞が静止しているときは，細胞内の電位が細胞外に対して$-60 \sim -90$ mV と低くなっている．しかし細胞が興奮すると細胞内外の電位差が急になくなる．この状態が**脱分極**であり，再び安定な状態に戻るときが**再分極**過程である．

2.1 心臓の磁場

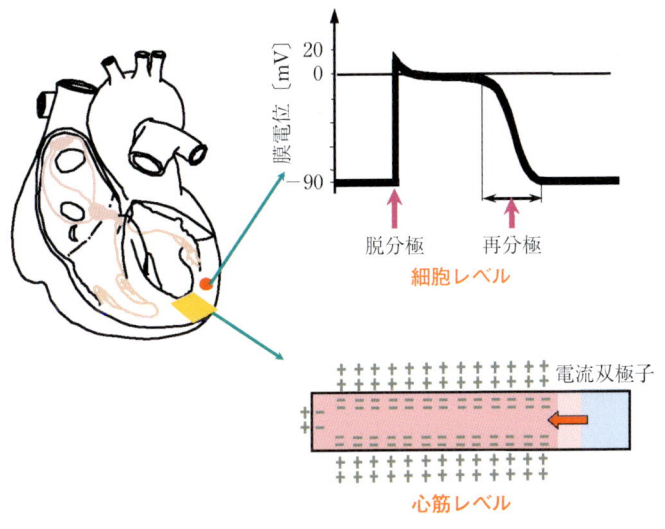

図2.1 心臓の電気生理学的活動

　細胞の集合体である心筋レベルでは，これら分極過程による興奮部位と未興奮部位との境界に形成されている**電流双極子**が図に示すように等価的な電流として心筋を伝搬していく。ここで電流双極子とは電流を有限の長さをもったもの，つまり局在した電流素片として捉えたものである。

　電位で考えると，この電流双極子の動いている方向は電位が変化する方向と一致している。例えば，心筋興奮の影響がない離れたところに置かれた基準電極に対する電位差を計測する単極誘導電極に向かって電流双極子が近づいてくると，単極誘導電極ではプラスの信号が得られ，反対に遠ざかるとマイナスになる。

　一方，電流双極子が作る磁場を考えると，図2.2のように電流に対して磁場

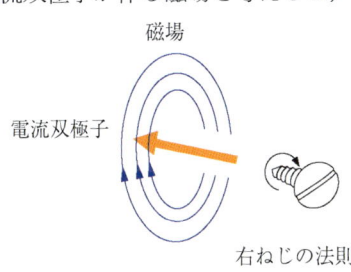

図2.2 電流双極子が作る磁場

は**右ねじの法則**で表され，電流の進む方向に見て右回りの回転をしている。では，この回転している磁場をどのように心磁図ではみているのであろうか。

■ 電流双極子が作る磁場分布

この電流と計測磁場の関係を簡単に理解するために，電流双極子が作る磁場分布について考えてみる。電位は方向性をもたないスカラ量であるが，磁場は3次元的に方向と大きさをもつベクトル量という違いがある。このため，心電図では体表面に貼った電極の方向という概念はなく，単に体表面の電位という方向性のない物理量を計測している。しかし，心磁図では体表面に垂直な方向である法線方向（z成分）を計測すると，電流双極子の周りで回転している磁場は図2.3のようになる。

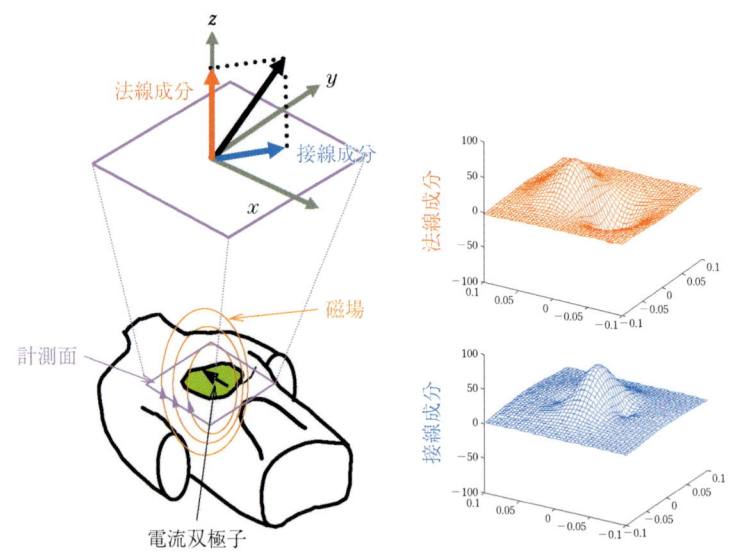

図2.3　計測方法の違いによる心臓内の電流双極子が作る磁場分布図の違い

回転している磁場はセンサが並んだ計測面上では，電流双極子から離れたところで磁場が湧き出し，また吸い込まれる二つの極をもつことがわかる。つまり，法線成分の磁場分布は電流双極子から離れたところにプラスとマイナスの極をもつことになる。もちろん，これは電流双極子が一つある場合の磁場分布

である。

一方，体表面に水平な成分である**接線成分**（x, y 成分）を計測した場合，電流双極子の直上に磁場強度が最も大きい箇所が現れる。つまり接線成分では，X 線透視画像のように電流双極子を計測面に 2 次元的に投射したパターンが得られる特徴がある。

■ 磁場の計測成分

現在，心臓磁場の計測方法としては，おもに三つの方法がある。**法線成分**を直接計測するもの[1]（図 2.4（a）），法線成分の x 微分と y 微分を計測するもの[2]（図（b）），接線成分の x 成分と y 成分を計測するもの[3]（図（c））が挙げられる。

これらの形状は，高感度な磁気センサである図 2.5 に示す SQUID に接続し

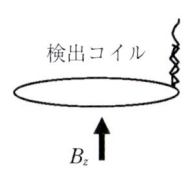
（a）法線成分検出

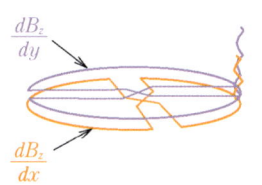
（b）法線微分成分の検出

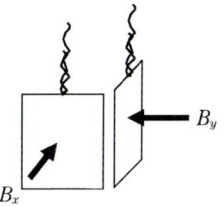
（c）接線成分検出

図 2.4　心臓磁場の検出方法の違い

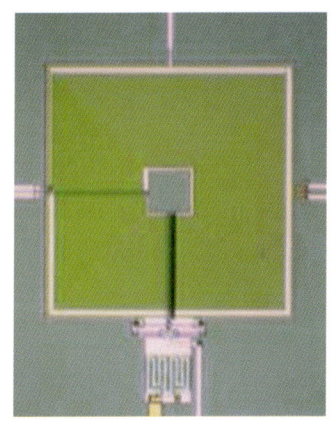

図 2.5　超伝導量子干渉素子 SQUID の写真

た**検出コイル**の形状を示している。これらの検出コイルはいずれも磁場のベクトル成分をすべて計測しているわけではないが，計測した成分から解析的にほかの成分を導出している。したがって，三つの方法には本質的には違いはないので心配する必要はないが，もし測定した信号そのものである生データを自分で解析する場合などには，空間分解能や電流源の深さによる信号強度の変化率などが三つの方法で異なっていることに注意する必要がある。

これら計測方法の違いは計測に必要な磁気センサの個数に違いが出てくる。計測システムである心磁計のチャネル数は，磁気センサ数を表していて，64チャネルの心磁計では磁気センサが64個使用されている。法線成分を直接計測している心磁計では計測点数と磁気センサ数は同じ数であるが，法線成分の x 微分と y 微分を計測，あるいは接線成分の x 成分と y 成分を計測する心磁計では各計測点ごとに二つの磁気センサが必要となるため，チャネル数表示の半分しか計測点がないことに注意する必要がある。

2.2　心磁計の構成

■ 心　磁　計

心磁計の構成例は図 2.6 に示すように，磁気センサを多数個配置した**センサアレイ**を冷却するための**デュワ**，そのデュワを保持するためのガントリ，被験者を横臥や，あるいは座位にするためのベッド，各センサを駆動し信号変換するための計測回路および，最終的な信号をデータ収録し解析するためのデータ処理部から構成されている。

磁気センサとしては SQUID に図 2.4（a）で示した検出コイルを接続した法線成分検出するものを用いている。SQUID および検出コイルは超伝導特性を利用しているので，磁気センサを超伝導状態にするために，超伝導になる臨界温度以下に冷却する必要がある。一般に超伝導材料として Nb（ニオブ）を用いているのでその臨界温度である約 9 K（ケルビン）以下にするため，冷媒として**液体ヘリウム**（約 4 K）を用いている。したがってデュワは，液体ヘリ

2.2 心磁計の構成

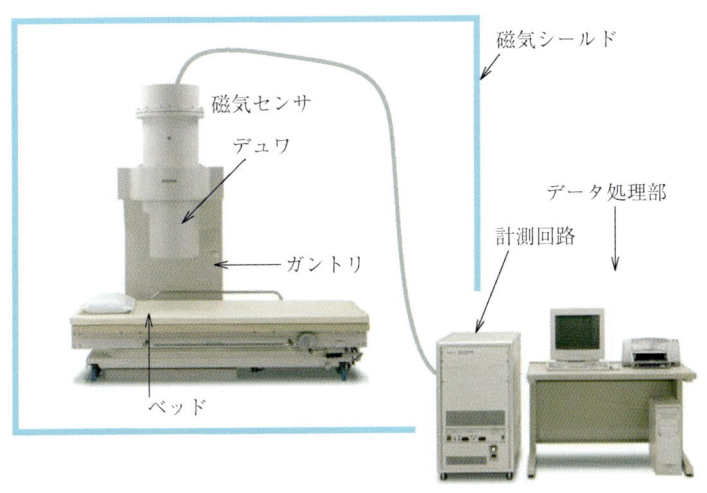

図 2.6 心磁計の構成例

ウムの保存容器となり蒸発しにくいように断熱構造が工夫されている。

磁気センサはこのデュワの内部の底の部分，つまり被験者の心臓に近いところに配置されている。心臓磁場を計測するために，センサアレイは胸壁に平行にセンサ間隔を一定にして並んでいる。

■ 計　　　測

心磁図検査は環境磁気雑音をなるべく除去した上で計測するために**磁気シールドルーム**内で行われる。現在この磁気シールドルームは磁気シールド材を全面に覆った直方体の四角い部屋のものが多いが，より開放した形として両端が開いた円筒型などが開発されている。

被験者は時計や磁気カードなどの磁性体を外す必要があるが，金具などが付いていない服は非磁性なので服を着たまま検査することができる。また，生体とセンサの位置を判定し，調整する機構が設けられているので，位置関係を一定にしていれば再現性の高い計測ができ，経過フォローなど定量的な比較診断を行うこともできる。

センサアレイと心磁図の位置関係を図 2.7 に示す。このセンサアレイは 8×8 の格子状に並んだ 64 点の計測点を構成している。また計測点間の距離は 2.5

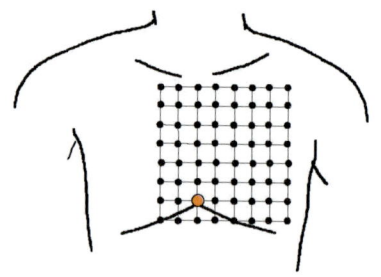

図 2.7 センサアレイと生体との位置関係

cm なので計測面として 17.5 cm×17.5 cm となる。ここで，**剣状突起**をセンサアレイの 2 行目 3 列目に合わすと心臓全体が計測面に十分入る位置関係になっている。

2.3 心 磁 波 形

■ 心臓磁場強度

　生体から発生している磁場強度は，私たちを取り囲んでいる環境の磁場強度に比べて非常に微弱である。このような微弱な磁場は，最も高感度な磁気センサである SQUID により初めて計測できる。

　ここで注意をしなければならないことは，磁気とか磁場とかの言葉が多く混在して日常的に使われているが，磁場としては一般に磁束密度を示していることが多く，そのときの単位は T で表す。

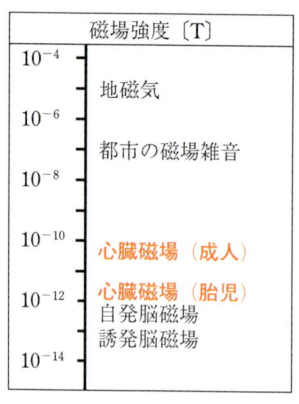

図 2.8 各種磁場強度と心磁強度の比較

2.3 心磁波形

生体から出る磁場強度はどれくらいかを理解するため，図2.8に環境磁場と生体磁場の比較を示した。

成人の**心臓磁場強度**は数十 pT（p：ピコは 10^{-12}）であり，環境磁場である地磁気の強度が約 50 μT（μ：マイクロは 10^{-6}）であるので，約10万分の1以下と非常に微弱であることがわかる。さらに胎児の心臓磁場強度は心臓が小さいため，数 pT と成人に比べさらに一桁以上小さくなる。したがって，心磁図の場合で診断上よく使われる単位は pT（ピコテスラ）であり，もっと小さい信号を解析する場合は，fT（f：フェムトは 10^{-15}）が使われるときもある。

■ 時間波形上の注意点

電位と磁場の違いには，スカラ量とベクトル量の違いがあることを述べたが，電位は相対的な量で，磁場は絶対量であるという違いもある。

つまり心電図での電位計測は標準肢誘導の場合，例えば第I誘導は左手と右手の間の電位差を計測した結果であり，aV_R や V_1 などの単極肢誘導や単極胸部誘導は不関電極に対する電位差を示したものである。一方，心磁図の各計測データは絶対値であるので，他の計測データとの差を基準に考えなくてよい。しかし，磁場は電流からの距離で減衰するので計測データの絶対値については，いつも距離を一定にしていればよいが，他の医療機関で計測したデータなどと比較するときには注意する必要がある。このため，心磁図での波高の絶対値は心電図と異なり，あまり意味をもたないが，波形の形態変化を示す各時間帯の波高の相対値は重要な指標となる。波形上重要な指標は時間の長さが挙げられる。心電図で用いられる基本波形の P 波，QRS 群，Q 波，R 波，S 波，ST 部分，T 波，U 波の呼び名は心磁図でも同様に用いられ，PQ 時間，QT 時間や R-R 時間などがよく計測される。

■ 時間波形の表示方法

先に心磁図の時間波形は絶対値であることを述べた。このため，時間波形は一般につぎの2通りの方法で示される。まず，計測データが非常に多いため図2.9に示す時間波形の重ね合わせ表示がある。

これにより，心電図と同様に各基本波の時間幅や振幅比などを読み取ること

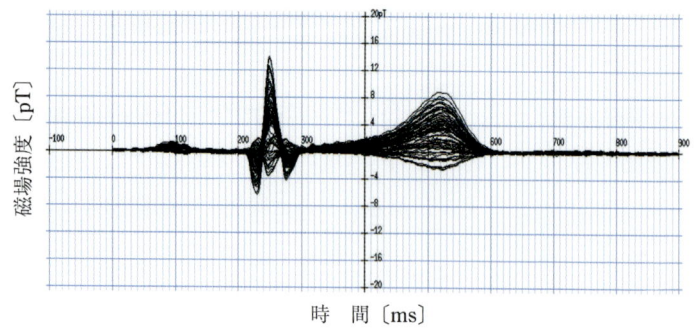

図 2.9 心磁の時間波形

ができる．また，心電図では目盛り付きの記録用紙に書かれるため，この目盛りには例えば 1 mV を 1 cm とするように基準があった．しかし，心磁データに関してはデータ量が多いのですべてディジタル化しており，画面上でカーソルを移動させるとディジタル値が自動的に表示されるか，記録用紙に出力した際に必要な指標値が自動的に記載されるようになっている．

もう一つの表示方法としては，図 2.10 に示すようにセンサアレイの位置に

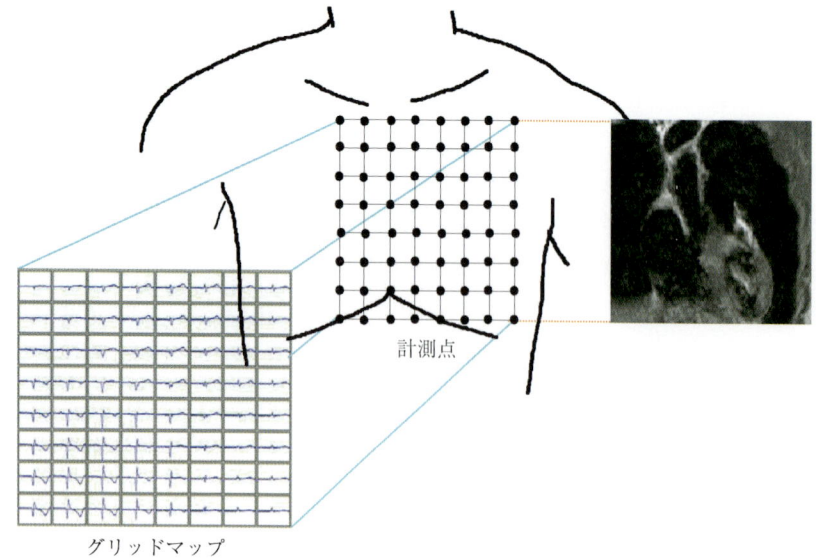

図 2.10 心磁の時間波形表示（グリッドマップ）と計測点の関係

対応して時間波形を表示する方法があり，この図を**グリッドマップ**と呼ぶ。

　図には心臓との位置関係がわかるように計測点をマトリックス状に示しMR画像と対比した。また各点で計測した時間波形をグリッドマップとして表示している。

　表示する時間波形は，当然磁気センサの出力を示すので，先に述べたように心磁計には現在計測方法として図2.4に示した3種類があり，それぞれの方法で異なっていることに注意する必要がある。

　しかしながら，法線成分のx微分とy微分を計測する方法や，接線成分を直接計測する方法での時間波形表示はデータ数が多くなることや，独立したx方向とy方向のデータを頭に入れてさらに考え直さないといけないため，一般には法線成分のデータを表示しておくと考えやすい。さらに，法線成分では，例えばプラスからマイナスになった場合は，電流の向きが逆向きになったことをすぐに理解できるので，電位と同じ考え方ができる。

2.4　心磁図マッピング

■ 電流アロー図

　心磁図の大きな特徴はマッピングにあり，これにより心筋各部位での電気生理学的現象を可視化することができる。図2.11には任意の時間での磁場強度と電流の方向と大きさを各計測点に示した**電流アロー図**[1,4]を示している。

　先に時間波形は法線成分を表示するとよいと述べたが，電流アロー図は次式で表せる法線成分から接線成分に変換したものを使って，電流ベクトルとその強度分布として表示している。この式でI_{xy}は電流ベクトル，B_zは測定した心臓磁場の法線成分，e_xおよびe_yはxおよびy方向の単位ベクトルを表している。

$$I_{xy} = \frac{\partial B_z}{\partial y} e_x - \frac{\partial B_z}{\partial x} e_y$$

　では，どうしてこのように磁場成分を電流ベクトルに変換する必要があるの

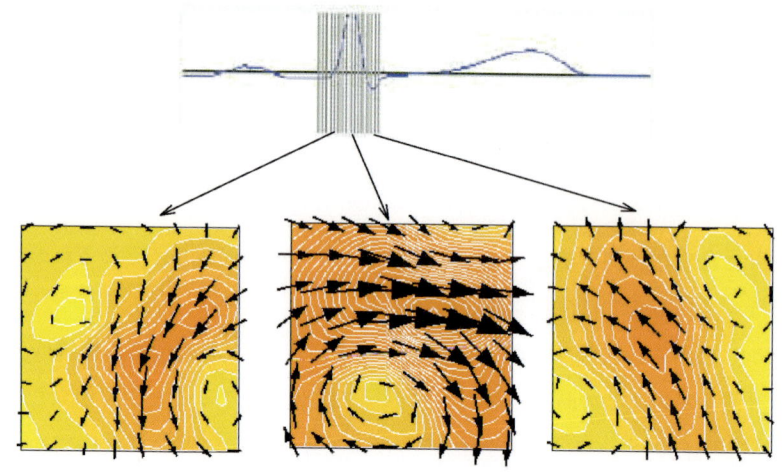

図 2.11 電流アロー図と時間波形の関係

であろうか．時間波形の重ね合わせやグリッドマップはおもに時間計測に用いるので，法線成分を使うと方向によってプラスになったりマイナスになったりするため変化が大きいので，時間変化をみるには便利である．一方，接線成分は先に述べたように電流を計測面に投射した画像として得られるので，複数の電流源がある場合や，広く電流が分布している場合でも画像から直読することができる．しかし，法線成分では電流源の位置と磁場分布が1対1に対応していないので，電流分布が複雑な場合には図から判別することができない．そこで，接線成分を使って電流アロー図に変換することによって，心筋細部の情報を読み取れるようにするのである．

■ **磁場計測の利点**

電位計測と磁場計測の大きな違いの一つとして，電気の通りやすさを示す導電率と，磁場の通りやすさを示す透磁率の違いが挙げられる．

電位計測では心臓内に発生した電流双極子がさらに2次的な電流を作り，体全体を回って電流双極子に戻ってくる．この2次的な電流を**体積電流**という．体積電流が流れる電流路は導電率によって大きく影響を受ける．心臓の周りには図 2.12 に示すように，肺，脊髄，心臓内の血液など多くの**体積抵抗率**の異

2.4 心磁図マッピング

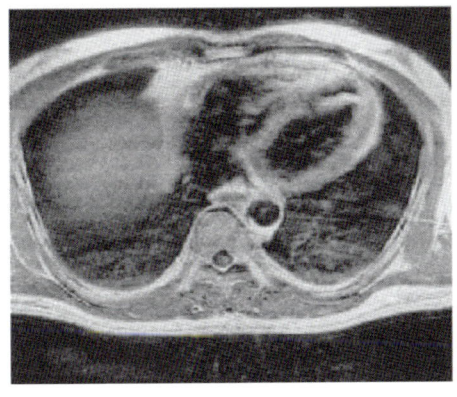

各臓器の透磁率
$\fallingdotseq 4\pi \times 10^{-7}$ [H/m]

体積抵抗率 [Ω·m]	
血液	100 ～ 200
心筋	250 ～ 900
脂肪	1 000 ～ 3 000
肺	300 ～ 1 000

図 2.12　心臓とそれを取り囲む各種臓器

なる臓器に囲まれている。このため，特に心臓の背面では心臓から背中にいたる距離が遠く，しかも空気が多い肺があるため，電流路が複雑になり，心臓内の電流と電位の対応がはっきりしなくなる。

しかし，磁場に関する**透磁率**は，生体でほぼ一定なので，心磁図では電位計測のようなことが起こらない。

■ 正面と背面からの計測

透磁率の均一性から，背面から磁場計測しても心臓の電気生理学的現象を見ることができる。さらに磁場は距離依存性があるので，背面から計測した場

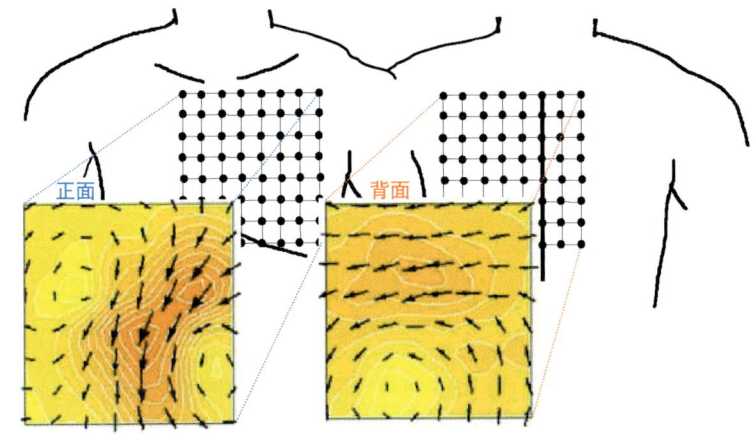

図 2.13　正面と背面からの磁場計測

合，特に心臓の背面側の情報が得られる．この結果，正面および背面の両面から計測した場合，図 2.13 に示すように心筋の正面側および背面側の情報をそれぞれ得ることができる[5]．

　正面と背面の計測は別々に行われるため，同時に心電図を計測して時間基準にすれば心磁図の複数面で計測した結果の時間を一致させることができる．この方法を使って，例えば健常者での心室の脱分極過程における初期興奮でも複数の興奮部位が存在することがわかっている．

　さらに，正面と背面からの計測で得た計測面ごとの最大電流の大きさと方向を時間ごとにプロットした図 2.14 の**デュアル電流ベクトルダイアグラム**（dual current vector diagram）[6]を使うと，心筋全体での興奮伝播の時間差を把握することができる．

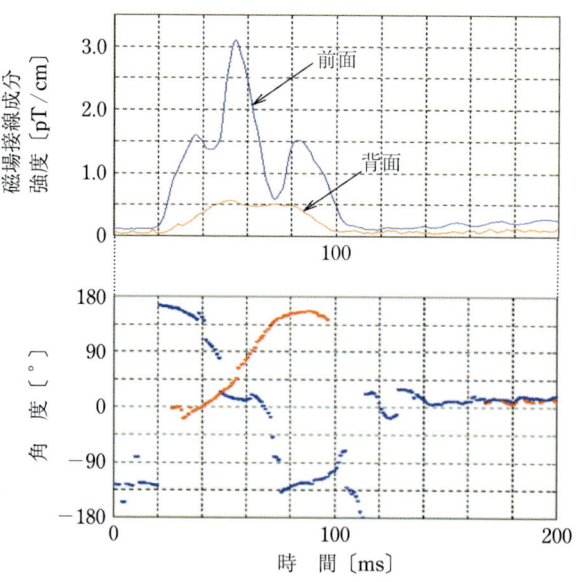

図 2.14　正面と背面からの心磁計測結果から各面での最大電流ベクトルをプロットしたデュアル電流ベクトルダイアグラム

　この図は不整脈の解析に有効であり，興奮伝搬の時間遅延や方向などを定量的に評価できる．正面と背面からの計測，つまり心筋全体に対する計測による

2.4 心磁図マッピング

興奮伝搬の解析手法は，ブルズアイマップや心臓全体電気興奮ダイアグラム[7]などのほか，すべての計測点のベクトルの強度と角度の変化をまとめたマルチ電流ベクトルダイアグラム[8]など，さまざまなものが研究され，各心臓疾患の判定がしやすくなっている。これらの新しい解析方法は本書の6章で詳しく説明する。

■ 電流量の概念

電流アロー図のもとになっているのは，心筋での電流分布である。つまり，電流の量の分布が基本になっており，ある時間に流れた電流量というはっきりとした物理量の概念ができる。

ここで，体表面心電図でも使われた解析手法として時間と電位を掛けた値をマッピングした積分図がすでにあるが，プラスやマイナスの電位に時間を掛けた値は物理的に対応するものがなく，同様に心磁図でも法線成分のプラスやマイナスの磁場強度に時間を掛けたものも対応するものがない。このため，接線成分から得られる電流をもとにした積分によって，任意の時間帯での電流量が得られる。

この積分図[9]は虚血性心疾患のように再分極の異常や，虚血あるいは梗塞部位での電流分布異常などが起こった場合に有効である。図2.15に示すように，

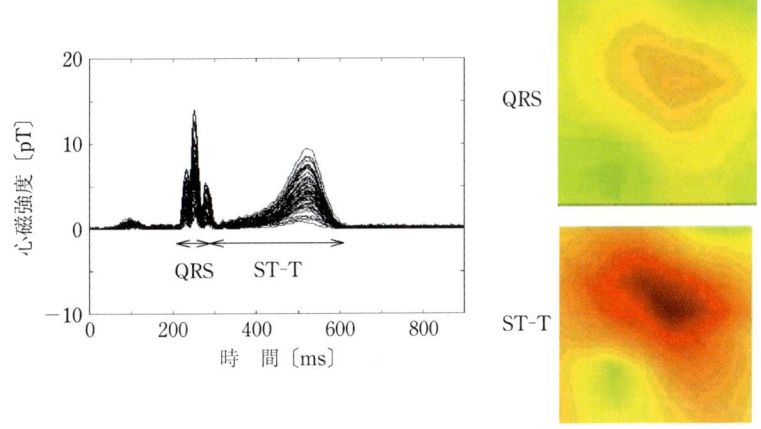

図2.15 脱分極過程と再分極過程における積分図

脱分極過程（つまり QRS 時間）での積分値と再分極過程（つまり ST-T 時間）での積分値を求めると，これは一例であるが両者の間には分布パターンと値が異なっていることがわかる．具体的な診断例は本書の 3 章に記載している．

このように電流を時間で積分した電流量を求めることができるので，各疾患に応じた時間を選び解析することができる．一つの計測データにおける時間波形上での積分時間帯を選ぶだけでなく，運動負荷前後のように別々の計測データの任意の時間帯を選び，その電流量を比較したカレントレシオマップなども作図することができ，その臨床診断例は本書の 6 章で紹介する．

2.5　心磁図の臨床診断における特徴

■ 心疾患の診断の流れ

心疾患の診断は，現病歴・家族歴の聴取，身体所見の評価に始まり，血液・生化学検査，画像診断，心電図検査へと進む．これらの検査により心疾患が疑われた症例では，各種負荷試験，さらに侵襲的検査である心臓カテーテル検査，**電気生理学的検査（EP：electrophysiologic study）** が行われ，確定診断に至り，治療法が決定される．本書のテーマである"心磁図"は，心電図，体表面電位図，ベクトル心電図と同じ"体表面マッピング"に分類される．すなわち，心磁図の特長は"心臓の電気生理学的情報を非侵襲的に診断する"ことにある．

■ 心磁図と心電図との比較

心筋の電気生理学的現象に伴い，電流と磁場が生じる．心電図では電極を用いて体表面電位を計測し，心磁図では SQUID を用いて体表面心磁場を計測することにより，心臓の電気生理学的現象を推定する．いい換えれば，心電図と心磁図は"心筋活動電位"という同一現象を，異なる方法（心電図では電位計測，心磁図では磁場計測）で計測・解析する．そのため，両検査法には共通点が多いが，心磁図は心電図に比べ

- 微小電位に対する感受性が高い
- 臓器構成による影響が少ない
- volume currents の影響が小さく，primary currents が主体である
- 直流成分が解析できる
- 電極が不要であり，電極－皮膚間の干渉がない
- データ解析法が多彩である（等積分図，等磁場図，ベクトルアロー，動画像など，本書の6章）

などの特徴を有する（表2.1）[10]。そのため，上記要因が障壁となり，従来の体表面診断法では解析困難であった病態では，心磁図により新たな診断情報がもたらされる。具体的な病態としては，虚血性心疾患における基線（ST）偏位[11,12,13,14]，His 束電位記録[15,16]，胎児不整脈[17,18,19]における心磁図診断能の優位性が報告されている。

表 2.1 心磁図の特徴

	心磁図	心電図	心内電位マッピング
長 所			
1) 透磁率（または透電率）の組織間における不均一性の影響	小	大	小
2) 皮膚（または心臓）とセンサとの接触	不要	要，非侵襲的	要，侵襲的
3) 皮膚-電極間（または組織-電極間）の干渉	なし	あり	あり
4) volume currents の影響	小	大	小
5) direct-current フィルタ	なし	あり	あり
6) 胎児診断	可，高感度	可，低感度	不可
7) 空間分解能	中感度	低感度	高感度
短 所			
1) 環境ノイズ	大	小	小
2) 簡便性	高	高	低
3) 費用	高	低	高
4) 臨床エビデンス	低	高	高

引用・参考文献

1) Tsukada K., Kandori A., Miyashita T., Sasabuti H., Suzuki H., Kondo S., Komiyama Y., and Teshigawara K. : A simplified superconducting quantum interference device system to analyze vector components of a cardiac magnetic field, Proc. 20th Annual International Conference-IEEE/EMBS, Oct. 29-Nov. 1, pp.524〜527（1998）Hong Kong
2) Ahonen A. I., Hamaliainen M. S., Kajola M. J., Knuutila J. E. T., Lounasmaa O. V., Simola J. T., Tesche C. D., and Vilkman V. A. : Multi-channel SQUID system for brain research, IEEE Trans. Magn. 27, pp.2793〜2796（1991）
3) Tsukada K., Haruta Y., Adachi A., Ogata H., Komuro T., Ito T., Takada Y., Kandori A., Noda Y., Terada Y. and Mitsui T. : Multi-channel SQUID system detecting tangential components of the cardiac magnetic field, Review of Scientific Instruments, **66**（10）, pp.5085〜5091（1995）
4) Miyashita T., Kandori A., Tsukada K., Sato M., Terada Y., Horigome H., and Mitsui T. : Construction of tangential vectors from normal cardiac magnetic field components, Proc. 20 th Annual International Conference-IEEE/EMBS, Oct. 29-Nov. 1, pp.520〜523（1998）Hong Kong
5) Tsukada K., Mitsui T., Terada Y., Horigome H., and Yamaguchi I. : Noninvasive visualization of multiple simultanously activated regions on torso magnetocardiographic maps during ventricular depolarization, Journal of Electrocardiology, **32**, pp.305〜313（1999）
6) Tsukada K., Ogata K., Miyashita T., Yamada S., Horigome H., Shiono J., Kiwa T., Kandori A., Yamaguchi I. : An imaging and quantitative analysis technique for diagnosis of electro-pysiological excitation abnormality of heart, Proc. of the 14 th International Conference on Biomagnetism, Boston, pp.365〜366（2004）
7) Ogata K., Kandori A., Miyashita T., Tsukada K., Nakatani S., Shimizu W., Kanzaki H., Miyatake K., Yamada S., Watanabe S. and Yamaguchi I. : Visualization of Three-Dimensional Cardiac Electrical Excitation Using Standard Heart Model and Anterior and Posterior Magnetocardiogram, International Journal of Cardiovascular Imaging（in press）
8) Miyashita T., Kanoderi A., Tsukada K., Yamada S., Shiono J., Horigome H., Terada Y., Yamaguchi I., Maruo T., Shimizu W., Miyatake K. : Multiple-current-vector diagrams for evaluating inhomogeneity of myocardial activity-applied to ischemic heart disease and cardiomyopathy-, Proc. of the 13 th

International Conference on Biomagnetism：Biomag 2002, pp.582〜583（2002）
9) Tsukada K., Miyashita T., Kandori A., Mitsui T., Terada Y., Sato M., Shiono J., Horigome H., Yamada S., and Yamaguchi I.：An iso-integral mapping technique using magnetocardiogram, and its possible use for diagnosis of ischemic heart disease, International Journal of Cardiac Imaging, **16**, pp.55〜66（2000）
10) Yamada S., Yamaguch I.：Magnetocardiograms in clinical medicine, unique information on cardiac ischemia, arrhythmias, and fetal diagnosis, Inter. Med., **44**, pp.1〜19（2005）
11) Cohen D., Norman J. C., Molokhia F., Hood W. Jr.：Magnetocardiography of direct currents：S-T segment and baseline shifts during experimental myocardial infarction, Science, **172**, pp.1329〜1333（1971）
12) Cohen D., Kaufman L.A.：Magnetic determination of the relationship between the S-T segment shift and the injury current produced by coronary artery occlusion, Circ. Res., **36**, pp.414〜424（1975）
13) Savard P., Cohen D., Lepeschkin E., Cuffin B. N., Madias J. E.：Magnetic measurement of S-T and T-Q segment shifts in humans. Part Ⅰ：early repolarization and left bundle branch block, Circ. Res., **53**, pp.264〜273（1983）
14) Cohen D., Savard P., Rifkin R. D., Lepeschkin E., Strauss W. E.：Magnetic measurement of S-T and T-Q segment shifts in humans. Part Ⅱ：Exercise-induced ST segment depression, Circ. Res., **53**, pp.274〜279（1983）
15) Farrell D.E., Tripp J. H., Norgren R.：Magnetic study of the His-Purkinje conduction system in man, IEEE Trans Biomed Eng, **27**, pp.345〜350（1980）
16) Yamada S., Kuga K., On K., Yamaguchi I.：Noninvasive recording of his potential using magnetocardiograms, Circ. J., **67**, pp.622〜624（2003）
17) Hamada H., Horigome H., Asaka M., et al.：Prenatal diagnosis of long QT syndrome using fetal magnetocardiography, Prenat. Diagn., **19**, pp.677〜680（1999）
18) Wakai R. T., Strasburger J. F., Li Z., Deal B. J., Gotteiner N. L.：Magnetocardiographic rhythm patterns at initiation and termination of fetal supraventricular tachycardia, Circulation, **107**, pp.307〜312（2003）
19) Cuneo B. F., Ovadia M., Strasburger J. F., et al.：Prenatal diagnosis and in utero treatment of torsades de pointes associated with congenital long QT syndrome, Am. J. Cardiol., **91**, pp.1395〜1298（2003）

3章 心磁図検査方法

　本章では，実際に心磁図検査を行うにはどのようにすればよいのかを具体的に記述した。すべての計測についていえることであるが，心臓からの信号なのか，それとも磁気雑音信号なのか明確に区別し判断する必要があるとともに，不要な磁気雑音が入らないように心がける必要がある。このため，計測環境や信号の処理方法など総合的に意識していく必要がある。また，よい検査を実施するために心がける検査方法や，検査対象者によってさらに追加しておきたいことなど，臨床検査におけるノウハウを挙げたので参考にしていただきたい。

3.1　心磁図検査法の概要

　心磁図検査では，図3.1に示すように被験者が横たわり，その上に配置したデュワに内蔵されたSQUIDセンサによって計測される。センサアレイと被験者（心臓）の位置を決めるため，ベッドは x，y，z と三つの直交する方向に動くことができる。センサからの信号は図2.6に示したようにアンプやフィルタが入った計測回路および，最終的な信号をデータ収録し解析するためのパソコンで処理される。心磁図検査は体の外に発生している磁気を計測するので，被験者は裸になる必要はなく検査着あるいは服を着たまま検査することができる。

■ 検査環境における磁気雑音

　心磁図検査は非常に微弱な磁場を計測するので，さまざまな磁気ノイズに気を付けなければならない。このためには，MRI検査と同様に，身に着けてい

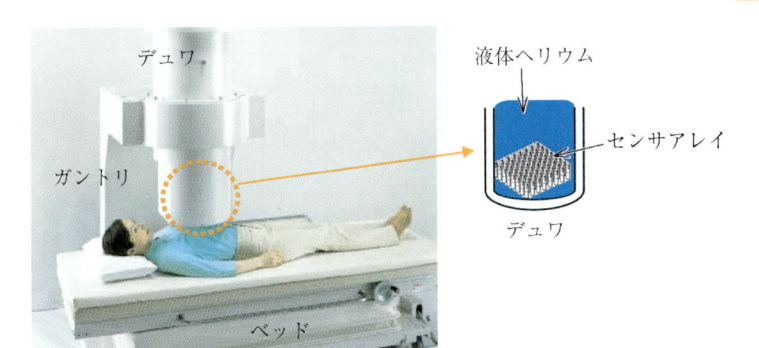

図 3.1 心磁図検査

る磁性体をはずして検査することが基本となる。

　ここで，磁性体を完全にはずしていると思っていても，MRI 検査を受けた直後など強い磁場を受けた場合，化粧などが磁化して磁気雑音のもとになる場合もある。また，環境磁気雑音としては，例えば携帯電話や PHS などの高周波雑音や，検査室近くを動くストレッチャーや車椅子，あるいは壁を隔てたエレベータや駐車場の車など大きな磁性体などに気を付ける必要がある。

　これらの環境磁気雑音に関しては，心磁検査時に画面上で取り込んでいるデータを観察していて，雑音が影響していないことを確認した上でデータを保存するように心掛ける必要がある。

■ 位 置 合 わ せ

　心磁図検査において，被験者（心臓）とセンサの位置を決めることは重要である。このことは，検査結果の再現性の確保を意味し，経過フォローするときのデータの定量的な比較も可能となる。また，不整脈の早期興奮位置を推定する場合などのときも，位置合わせにより心磁図を他の画像データ（例えば MR 画像）と座標を合わせることができる。

　この位置合わせは，図 3.2 に示すようにレーザマーカによって行われる。レーザビームの十字パターンの投影光が被検者に投影される。この十字パターンの交点を被験者の胸部で目印（マーカ）となるものを貼り付けて決めた位置に合うようにベッドを平行移動する。一般的にはマーカは剣状突起に貼ると合わ

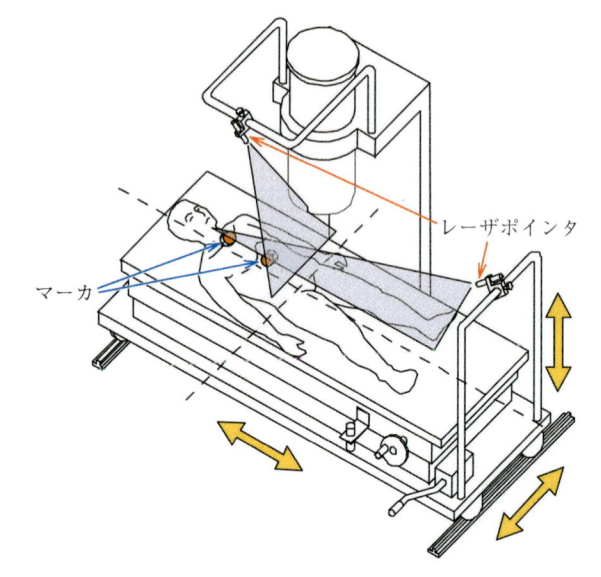

図 3.2　心磁計の位置合わせ機構

せやすい。

　水平位置が決定されれば，つぎにベッドを上下移動させて被験者をデュワに接近させる。被験者はセンサに近くなるほど，信号強度は強くなるのでぎりぎりまで近づけると良い信号が得られるが，圧迫感が強くなり呼吸をするのが苦しくなる。このため，自由な呼吸が確保できる距離までに，抑えておく必要がある。被験者とセンサの距離はベッドに付けられた距離計によって，読み取ることができる。

■ 計測時の同伴者

　被験者とセンサの位置決めが終われば，つぎは心磁計測に移る。なるべく検査時には，被験者以外は磁気シールドルームから出て計測を行う。しかし，同じ磁気シールドルーム内にいても，計測中動いたりして振動や磁気ノイズを発生させない限り同伴していても大丈夫である。このことは，各測定対象の違いによる検査方法のところで詳しく述べる。

■ アンプフィルタ処理

　信号を適当な大きさにするため，アンプの倍率を変えてデータを取り込む。一般に，用いたアンプの倍率は心磁図とともに自動的に記録される。しかし，最終的には磁場強度の単位 pT あるいは fT で表示されるので，用いたアンプの倍率の情報は，さほど気にしなくてもよい。一方，フィルタの使用については，つねに注意する必要がある。環境雑音で一般に大きいものは商業電源による 50 Hz あるいは 60 Hz の交流雑音である。このため，これを取り除くには，**アナログフィルタ**でデータを取り込む前に取り除く方法か，交流雑音を含んだままデータ収集して，その後**ディジタルフィルタ**による信号処理により商業周波数成分だけ取り除く方法がある（図 3.3）。商業電源ノイズの周波数は心磁図で必要な周波数帯域の DC～約 200 Hz 程度の範囲に含まれるため，これらのフィルタで波形がひずんでないか注意する必要がある。

　また，商業電源の雑音は磁気センサに直接磁気雑音として入る場合と，アー

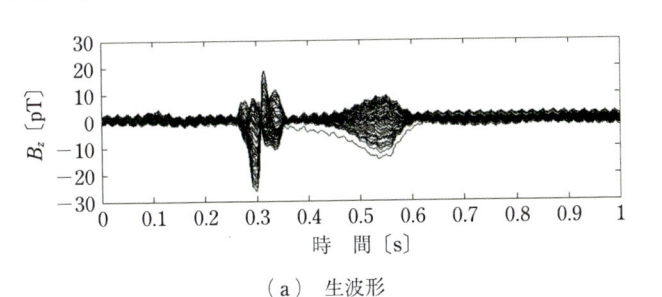

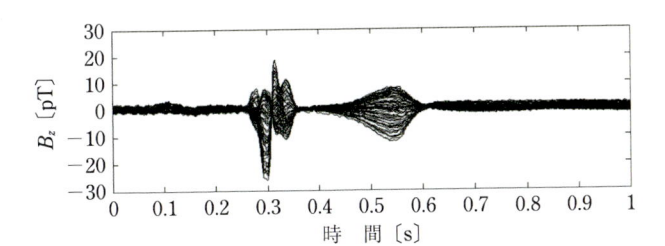

（a） 生波形

（b） 50 Hz コムフィルタ処理後

図 3.3　心磁波形のフィルタ処理（電源ノイズ除去）

スなどの不良による信号線に電気的に入ってくる雑音があるので，雑音源がどちらなのか注意する必要がある．微弱な信号を大きな倍率のアンプで取り込もうとしたとき，アンプによるオフセット電圧や，計測中に体を動かしたために信号に大きな直流あるいは低周波成分が含まれることがある．

このため，本来必要な信号が，パソコンで取り込みができる最高電圧値以上になり，飽和してひずむことが起こる．このため，**ハイパスフィルタ**を用いて，**オフセット電圧**や体動による低周波成分を取り除くことを行う必要がある．しかし，虚血診断などでは基線位置が重要になるため，あまり高い周波数で設定すると問題が起こる．これを防ぐためには，なるべくコンピュータに取り込む信号は，ハイパスフィルタを極力低い周波数に設定して，記録させておく．その後，記録したデータをディジタルフィルタで処理することにより，所望のフィルタ処理波形が得られる．この操作により，生データが保存されると同時に後からさまざまなフィルタ処理解析が可能となる．

■ 解析前の波形処理

心臓磁場は電位とは異なり絶対値だとはいうものの，さきに説明したアンプなどのオフセット電圧の問題のほか，呼吸による体の動きによって低周波の変動成分が信号に乗ってしまうといったことが起こる．このときには，心電図と同様に時間波形の基線合わせの必要性が出てくる．基線合わせでは，どこをゼロにとるかで解析結果が異なってくる場合があるので，P 波の前（図 3.4）か QRS 波の前の信号がないと考えられる時間帯を基線にとればよいであろう．

図 3.4 には**基線補正**の処理とともに，信号の S/N を向上させるため繰り返し心磁波形を足し合わせして，その**加算平均**を取った加算処理信号を示している．加算回数を増やすことにより，雑音は再現性がないため減衰していき，信号成分だけが残ってくる．しかし，これはあくまでも同じ波形が繰り返されていることが前提であり，不規則な不整脈などの信号がある場合は適用できないので，自動で処理する場合はこのような信号が含まれていないか注意する必要がある．

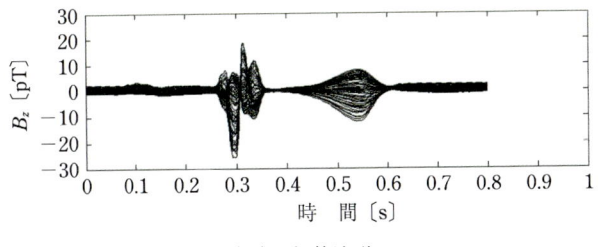

(a) 加算波形

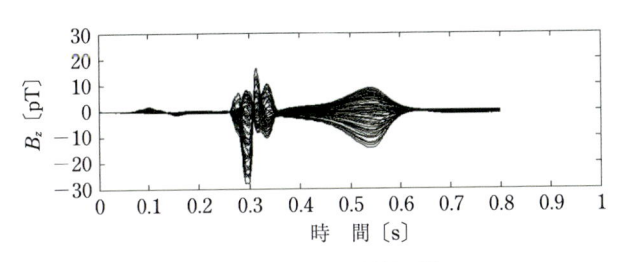

(b) 0〜50 ms 基線補正後

図 3.4　心磁波形の基線補正

3.2　成人の検査

■ **心磁図検査の適応・非適応**

　心磁図検査の適応は，原則的に心電図検査の適応と一致し，虚血性心疾患，心不全，心筋症，先天性心疾患，心疾患 high-risk 群のスクリーニング検査など多くの疾患・病態が対象となる。心電図では解析困難であるが，心磁図による診断能が高い病態として，微小電位（His 束電位，心房停止），胎児不整脈などが挙げられる（本書の 4 章および 5 章を参照）。一方，心電図では解析できるが，心磁図の非適応となる病態は，生体磁場以上に大きな磁気雑音を有する状態，すなわちペースメーカ植込み（植込み式，体外式ともに），持続注入ポンプ植込みなどがある。ただし，開心術後の症例ではクリップ，置換弁などが磁場源となるが，これらの磁気雑音と比べると，心臓磁場強度のほうが大きいことが多く，開心術後も心磁図計測および解析が可能である。まれではある

が，塵肺（とくに磁気共鳴（MR）検査直後），銃創（銃弾が体内に残存している場合），針植込み治療後にも大きな磁気雑音が記録されることがある。心磁図検査前には，**磁気雑音源**となりうるペースメーカ植込み，胸部の手術歴および外傷歴を確認することが重要である。なお，心磁図検査は自発的な磁場を計測するだけなので，ペースメーカなど医療機器自体に誤動作を与えることはない。

■ 計 測 方 法

心電図と同様に，前胸壁からの磁場計測が一般的である。計測領域の小さい心磁図システムでは，被験者またはセンサを移動させながら複数回計測して，心臓全体の磁場を計測していた。近年は多チャネル心磁図システムが主流となり，計測時間が短縮された。例えば64チャネル心磁図システムの計測領域（17.5×17.5 cm）は成人心臓より大きい（図3.5（a））ので，1回の計測で両心房，両心室の4心腔間の興奮伝導過程が連続的に評価できる。著明な心拡大（図（b））[1]，特殊電位の記録（His束電位[2]）（本書の4章），遅延電位など）では，病態に応じて計測領域を追加する。

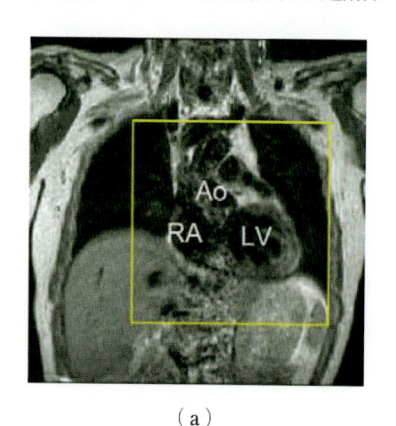

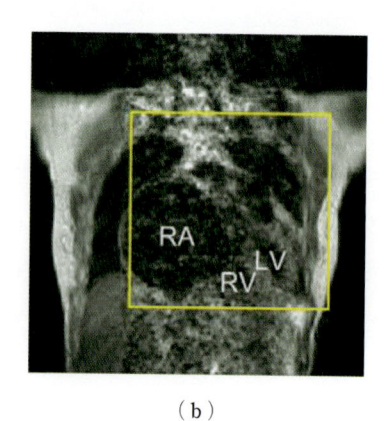

図3.5 64チャネル心磁図システムの計測領域

■ 記 録 時 間

64チャネル心磁図システムでは，最長20分間（サンプリング5 ms間隔時）

の心臓磁場が連続記録できる。負荷試験，出現頻度の低い不整脈，加算平均処理などの時は，必要な時間だけ長時間記録を行う。

■ **大きな磁気雑音が確認された場合**

被験者が磁性体（腕時計，携帯電話，硬貨など）を携帯していないか，心磁図検査の非適応例（ペースメーカ植込みなど）ではないか再確認する。ベルト，髪飾り，女性下着（いずれも金属製品が使用されている場合）が磁場源となることもあるので，その際ははずしてもらう。指輪，ネックレス，ピアス，眼鏡，入れ歯（マグネット入れ歯を除く）は問題とならないことが多い。

■ **計測中の留意点**

通常の検査では，心臓磁場計測中は被験者のみが磁気シールドルームに入り，医療スタッフは磁気シールドルーム外にいる。1回の検査時間は，位置合わせも含めて10分前後と短時間ではあるが，計測を担当する医療関係者は磁気シールドルームの被験者をつねに観察することが重要である。重篤な基礎心疾患症例，頻発する不整脈症例では医師が磁気シールドルームに残り，被験者を観察しながら計測することが望ましい。

3.3　小児の検査

小児の計測も，基本的には成人と同様である。しかし，小児においては，成人とは異なる困難さがある。まず，年少児で長時間じっとして動かずにいることができない場合は，安定した記録ができない。シールドルームや大きなセンサ部に恐怖感をもち，泣いて騒ぐ場合もある。親にシールドルーム内に同伴してもらうこともある。場合によっては薬剤を用いた鎮静が必要である。

また，体格が小さいため，一般的に得られる信号は成人と比べて小さい。センサを近づけることができれば，成人よりも皮下組織などが薄いため，大きい信号が得られることもある。多チャネル心磁図システムを用いた場合は，体格によっては外側のチャネルは胸郭からかなり離れてしまうため，注意が必要である。

以上のような工夫をすれば，小児でも成人とほとんど同様の解析が可能である。

3.4　胎児の検査

■ **検査前の説明**

　心磁計の世間への認知が広まるまでの間には，心磁計に対するある種の不安を訴えられ，検査そのものを拒否されることがある。とくに妊婦の場合には「（心磁計は）胎児になにか悪影響を与えるのではないか」という不安をもつことがある。この場合には，機器の安全性について，十分に説明し理解を求める必要性がある。

　例えば，「心電図を記録したからといって，心臓に異常を生じるようなことはまったくないことと同様で，心磁図を記録することによって胎児に新たに異常を生じることはありません」，「心磁図の機械からは，X線などの放射線，超音波などの物理エネルギーはまったく発生していません。あなたや胎児に対してこれらの物理エネルギーが照射されることはなく，まったく心配はありません」というようないい方で説明している。

■ **記録前の準備**

（1）　胎児心拍数図の記録　　心磁図の記録を行うシールドルームの中には，内部の磁場に対して影響を与える医療機器は持ち込むことはできない。したがって，心磁図の記録中には母体や胎児の状態のモニタはできない。心磁図の記録前の数時間以内のカルジオトコグラフ（分娩監視装置）によるノンストレステストの判定結果が良好（reactive）であれば，以後，数日間の間は，胎児の状態が変化することは考えにくいので，安心して心磁図の記録に臨める。

　また，シールドルーム内に医療関係者が患者とともに入って，母体，あるいは母体を通じて得られる胎児の状態に対する情報を確認することが望ましい。胎児になんらかの疾患があるなしにかかわらず，母体はシールドルームの内部に孤独で置かれることは不安をもつものである。シールドルーム内から，ある

3.4 胎児の検査

いはシールドルームのすぐ外側から「胎動がありますか」，「気分はいかがでしょうか（仰臥位低血圧の発見）」などの声かけなども，意外と重要である。

（2）胎児の心臓の位置の確認 胎児心磁図を良好に記録しようとする場合に最も重要なことは，センサを胎児の心臓のなるべく近くに置くことである。このためシールドルームに入る直前に胎児心臓の位置を超音波診断装置によって確認するほうがよい。ただし，超音波診断装置の本体やプローブには磁性体が使われ，かつ電流が流れることによって磁場が乱れるので，シールドルームの中に超音波診断装置やそのプローブを持ち込むことはできない。そこで例えば，ソノサイトのようなポータブル型の超音波診断装置があれば，シールドルームに入る直前で胎児の心臓の位置を確認できる。しかし，多くの場合には，病棟や外来の超音波診断装置によって胎児の心臓の位置を確認してから，シールドルームのある検査室におもむくことでも対応できる。

シールドルームの中では木製やプラスチック製のトラウベにより，胎児の心音を確認するのも一法である。なお，実際には数秒間の心磁図の予備記録を行い，心磁図の振幅が最大になるチャネルを測定領域の中心部になるようにベッドを動かすことによって心磁計の位置を調整することも現実的対応として可能である。

■ 検査前の準備

（1）服装 妊婦，すなわち，女性の衣類には意外な場所に金属が用いられていることがある。胎児心磁図を測定する場合は心磁計のセンサを腹部に近づけることになるが，母体のブラジャーに使われている金属は磁場に影響を与えるため，心磁図の記録に際して問題となる。検査予約の場合は注意書などによって知らせておき，当日の検査の際はあらかじめ脱衣していただいて，金属の使われていない検査着やパジャマなどに着替えてもらうほうがよい。

（2）モニタ機器，点滴装置など モニタ機器をシールドルームに持ち込むことはできない。モニタ機器のセンサの部分のみであっても，磁性のあるものが用いられている場合は持ち込めない。電池駆動の機器でも持ち込むことはできない。当然，携帯電話の持ち込みはできない。

点滴ルートそのものを抜去する必要はないが，翼状針などの鋼製の針は磁場を乱す可能性はある．プラスチック製の留置針は抜去する必要はない．点滴ポンプ，シリンジポンプなどの輸液装置はシールドルーム内にもち込めないので，点滴ルートはヘパリンロックなどをしておく必要がある．子宮収縮抑制剤（ウテメリンなど）やヘパリンなどを持続投与している場合には，測定前の投与量をやや増加させてからヘパリンロックして心磁図を記録する方法もある．

なお，測定前からの母体の絶食絶水，内服薬の服用の変更，運動の制限，入浴の制限などの前準備はまったく不要である．

■ 測　　　　定

（1）仰臥位低血圧の発症の防止　とくに妊娠後期の妊婦の場合には，姿勢によっては，大きくなった子宮による下大静脈の圧迫のために，低血圧，気分不快，嘔気，嘔吐などをきたすことがある．主として仰臥位（あおむけ）で発生することが多く，仰臥位低血圧と呼ばれる．妊娠中期の妊婦でも発生することがある．心磁計の場合，身体とセンサの間の距離の変動を防ぐために，やや堅めのベッドを使用することが多く，また妊婦を仰臥位にさせることも多いために注意を要する．仰臥位低血圧の発症を予防するためには，①側臥位（よこむき）あるいは半側臥位にする，②ひざを曲げる，などが有効である．シールドルームに入室する前に超音波診断装置で胎児の心臓の位置が確認できている場合には，胎児の心臓がセンサに近づくような姿勢にする．また，シールドルームのベッド上で，レオポルド手技（母体腹部上から胎児を触診する診察方法）によって，胎児の胎位（胎児の頭部が下にあるか，あるいは，胎児の臀部が下にあるか）や胎向（胎児の背中が母体の左側にあるか，右側にあるか（図3.6））を確認することも一法である．

胎児が頭位であり，胎児の背部が母体の右側を向けているとき（第2頭位（図（a）））には，母体の右側がやや上になるように右腰背部にクッションを当ててもち上げるようにする．この場合は，胎児の心臓が母体の右腹部の浅い位置にくるので記録上の条件が最もよく，かつ，母体の下大静脈が圧迫されにくいので仰臥位低血圧も発症しにくい．逆に，胎児が頭位で，胎児の背部が母

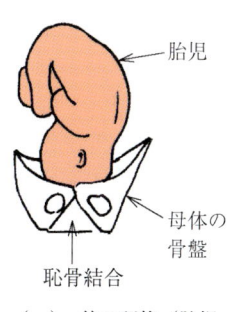

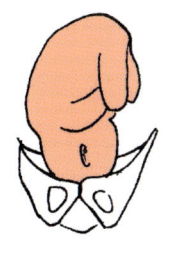

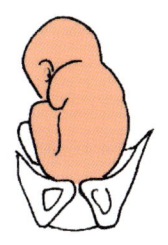

(a) 第2頭位（胎児心磁図の記録に最も適した姿勢）　　(b) 第1頭位　　(c) 骨盤位

図3.6　胎児の胎位胎向（母体の正面から見た図）

体の左側にあるとき（第1頭位（図（b）））では，母体の左側をやや高くするが仰臥位低血圧の防止には有利ではない。胎児の心臓は母体の体表面部から深い位置に来る。骨盤位（胎児の骨盤が母体の下側，いわゆる「さかご」，図（c））の場合は，胎児の心臓が母体の腹部の比較的高い位置に来るので，心磁計のセンサそのものは近づけやすい。

（2）**腰痛の防止**　　腰部，または，背部にクッションを置くことは有用である。

（3）**測定の実際**

- **準　備**　　胎児の心臓の位置を確認し，母体の着衣に金属がないことを確認の上，検査用ベッドに横になっていただく。つぎに，母体の両手両足に非磁性の心電図電極を貼付する。母体の心電図信号は，その後の種々の信号処理の上で参照信号として欠くことができない。母体の心電図信号は心磁図と同時に記録し，処理用コンピュータに取り込む。
- **予備記録**（胎児の心臓の位置の確認）　　胎児の心臓の位置と思われる部位にセンサの中央部を近づける。ベッドの位置を調節して母体の腹部にセンサを近づける。吸気により母体の腹部が挙上したときにセンサに軽く触れる程度がよい。つねに母体の皮膚にセンサが接する場合は圧迫感が強い。
　　ここで数秒間心磁図を記録し，胎児の心磁図の波形の振幅が最大になるチャネルを探す。ついで，この最大になるチャネルがセンサの中央に

来るようにベッドの位置を微調節する。（このとき，ベッドを大きく動かす必要がある場合は，一旦，ベッドを下げて，母体とセンサを離してから，動かす）

　ベッドの位置を調整したら，センサと母体の腹部を再び近づけ，再度，数秒間に渡って胎児心磁図を記録する。胎児心磁図の振幅が最大であるチャネルがほぼ中央付近にあれば，本測定を行う。

・**本測定**　　本測定を必要な時間に渡り測定する。測定された心磁図データを概観し，満足できるデータであるかどうかを確認する。必要であれば，再び記録を行う。
・**終　了**　　シールドルームから出られた患者に対して，できれば記録をみせるほうがよい。検査の実施前に不安感をもっていた患者は，記録を見せるとかなり安心される。

（4）　**記録の終了後**　　心磁図の記録の終了後に，胎児の心音の検査などはとくに要しない。しかし，胎児心磁図検査に不安を訴えていた患者に胎児の心音を聞かせると，安心されるようである。

引用・参考文献

1) Yamada S., Tsukada K., Miyashita T., Oyake Y., Kuga K., Yamaguchi I.：Noninvasive diagnosis of partial atrial standstill using magnetocardiograms, Circ. J., **66**, pp.1178〜1180（2002）
2) Yamada S., Kuga K., On K., Yamaguchi I.：Noninvasive recording of his potential using magnetocardiograms, Circ. J., **67**, pp.622〜624（2003）

4章 各病態における心磁図

　心磁図（MCG）の検査目的は疾患・病態により異なる。胎児においては心磁図が唯一の直接的不整脈診断法といっても過言ではなく，その臨床的有用性と普及の重要性が認められている[1]。一方，成人を対象とした内科領域では，侵襲的検査を含めて多彩な心疾患診断法がある（図4.1）。

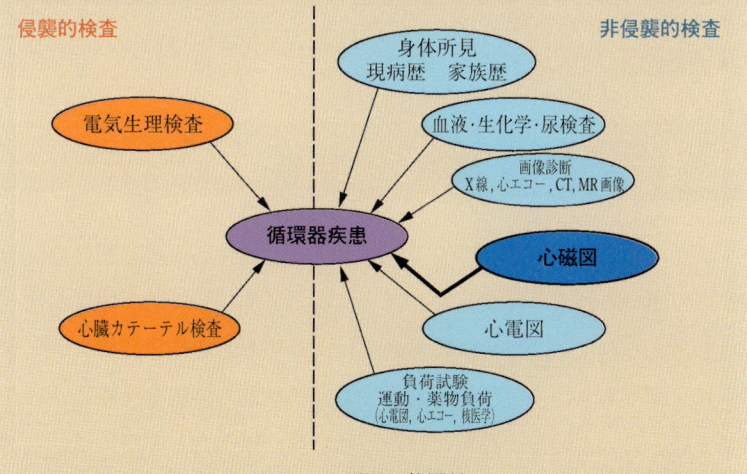

図4.1　心磁図の位置付け

　そのため，既存の検査法に基づいた診断・治療戦略が確立している分野に新規参入するものの宿命として，成人を対象とした心磁図では「心磁図による新たな診断情報はなにか」，「どのような疾患・病態が心磁図解析を要するか」を明らかにする必要がある。

　本章では，従来の診断法にはない「心磁図の独創的診断能」に焦点を置き，内科領域における心磁図の臨床的有用性について述べる。虚血性心疾患（4.1節）では，冠動脈造影および核医学検査をgold standardとみな

し，不整脈診断（4.2 節）では電気生理検査（EP）を gold standard と見なして，心電図と心磁図とを比較する（図 4.2）。

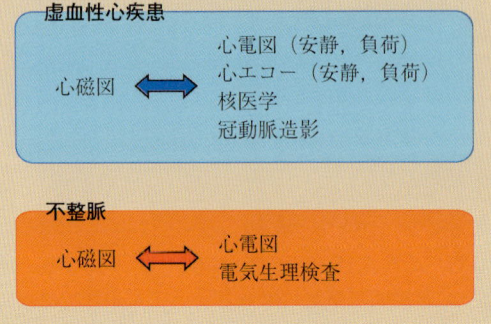

虚血性心疾患

心磁図 ⇔ 心電図（安静，負荷）
　　　　心エコー（安静，負荷）
　　　　核医学
　　　　冠動脈造影

不整脈

心磁図 ⇔ 心電図
　　　　電気生理検査

図 4.2　心磁図との比較検査

4.3 節では，心筋症について心電図と心磁図との比較を行い，4.4 節では，小児領域での心疾患がどのように心磁図上見えてくるかの特徴を述べていく。

4.1　虚血性心疾患

　従来より，狭心症，心筋梗塞をはじめとする虚血性心疾患診断には，心電図検査が広く用いられてきた。しかし狭心症など心筋に持続的な傷害が残っていない（と考えられてきた）病態においては，そのおよそ半数例において安静時心電図は正常であり，残り半数においても非特異的で軽微な所見しか示さないことが多い。このためその診断には，運動負荷心電図などが用いられるが，運動負荷心電図の診断精度は，感度，特異度ともに 60 〜 80 ％程度である。さらに，心電図検査などで異常を検知できない軽度の冠動脈狭窄しか有さない状態から，冠動脈粥腫が破綻し血栓が形成されて急激に冠動脈が閉塞する急性心筋梗塞は，その発症前診断はほとんど不可能である。

　このように，潜在性虚血性心疾患の診断は困難を極めており，これを打開すべく，心臓核医学検査，マルチスライス CT，MR 画像，さらに冠動脈内エコー，血管内視鏡などが開発，検討されている。しかしこれらの先端技術も，侵

襲的である，造影剤の注入を要する，放射線被曝を伴う，検査自体が大がかりで単位時間内の検査処理量がきわめて制限される，などの点において，検査施行の簡便性が大きく劣り，たとえそれらによる虚血性心疾患診断法が確立されたとしても，一般診療において，あるいは広く定期検査として施行することは，実際上不可能であるという宿命を有する．

　心磁図は，微小電位に対する感受性が高く，心臓を取り巻く他臓器による影響をほとんど受けず，心臓により生じる primary currents を効率よく検出することが可能であり，加えて，放射線や造影剤を用いることなく，さらに電極の貼付さえも不必要でまったく非接触的に，無侵襲かつ短時間に測定可能であり，心臓が潜在的に有する軽微な異常をきわめて高感度に検出することが可能であると期待される．

　さらに心磁図は，虚血性心疾患例が示す再分極過程の異常を直流成分で解析できるという，きわめて優れた特質を有する．以上の特性により，心磁図は，虚血性心疾患の診断においても，その優れた診断能を十二分に発揮すると考えられる．

4.1.1　狭　心　症

■ 心磁波形による診断

　心磁波形は，磁界強度を心電図と同様に波形として表示するものである．心電図は皮膚と電極との接触抵抗の影響を防ぐため，2秒程度の時定数をもつ増幅器を用いて直流成分を除くことで記録の安定化を図っており，ST部分などの偏位が真の偏位かあるいは基線の偏位による相対的な変化かの鑑別が不可能であるが，原理的に心磁図は不関電極が不要であるため，直流成分の評価が可能である．（ただし，一般の心磁計においても，直流成分を取り除くフィルタが使用されているので注意が必要である）

　Cohenら[2]は，犬の冠動脈を閉塞させた際のST偏位の大部分が，基線の偏位によりもたらされることを心磁図によって示した．また彼ら[3]は，運動負荷時のST下降は，基線の上昇（約70％）と真のST下降（約30％）の両者か

らなることを示した。さらに、早期再分極症候群および脚ブロック例のST偏位は真のST偏位のみによることが示されている[4]。

多チャネル（例えば64チャネル）の心磁波形を表示し（グリッドマップ表示）、それぞれの波形を解析する手法もとられている。心磁波形はとくに、各チャネルの時間軸方向の解析に優れている。心電図と同様に各チャネルのQT時間を測定してその最大値と最小値の差をQT dispersion（QTd）として表し、心室筋の再分極過程の不均一性を評価する方法などがある。Hailerら[5,6]は、36チャネルの心磁計を用い、心電図によるQTdと、心磁図8チャネルのQTd（QTd 8）、36チャネルのQTd（QTd 36）、局所的なQTの不均一性の指標として隣接するチャネル間のQTの差の平均値（SI：smoothness index）を算出した。

また彼らは、さらにβ刺激薬による負荷（目標心拍数：120拍/分）を加え、それらを健常例と狭心症例とで比較した。その結果、心電図のQTdは安静時、負荷時ともに健常例と狭心症例とで差異を示さなかったが、心磁図のQTd 36は安静時に、SIは安静時にも負荷時にも、狭心症例で有意に大であった。さらに、負荷によるQTおよびそのSIの増加も狭心症例で有意に大であった。これは、冠動脈狭窄を有する例の、再分極（QT）過程の不均一性の増大を心磁図により鋭敏に検知したものであり、心磁図によるQTdの評価が心電図に比べ多チャネルで簡便に行うことが可能であるとともに、虚血性心疾患に対し感度が高く有用であることを示している。

心室の再分極過程の不均一性はまた、心室頻拍などの致死的不整脈の発症基盤となるが、心磁図によりQTの局所的な不均一性を評価すれば、単なるQTdと比較してより有用な心室頻拍発症例の検出指標となることが、陳旧性心筋梗塞例において報告されている[7]。

■ 等磁場線図による診断

等磁場線図は、各時相の等磁界を結んだもので、右ねじの法則を用いれば起電力の推定が容易である。心磁図では複数の起電力を推定しやすく、心電図では診断困難な梗塞ベクトル、心筋虚血に起因する再分極異常を検出可能と考え

られる[8,9]。

狭心症の診断に，磁場勾配の向きとその負荷後の変化を用いる方法が提唱されている。Hanninenら[10]は，67チャネル心磁図を用い，等磁場線図から最大の磁界勾配あるいは，等磁場線図の陽性の最大点と陰性の最小点を結ぶベクトルの方向を求め，これを指標として，磁気シールドルーム内で使用可能な自転車エルゴメータによる運動負荷前後の変化により，冠動脈狭窄を診断する方法を示している。

それによると，ST部分およびT波の頂点における磁界勾配の方向の運動負荷後の変化は，正常例で小さく，冠狭窄例で大である。また，冠狭窄例の中でも，左回旋枝や左前下行枝狭窄例より右冠動脈狭窄例の方がその変化がより大であるという。また，彼らは，その磁界勾配方向の負荷時の変化を負荷による心拍数の変化で正規化し，単位心拍数当りの磁界勾配方向変化として表現し心筋虚血を検出する方法も示している[11]。

また，等磁場線図のT波部分について，その極点の数，位置，動き，それに分布図全体の安定性について，複数の既知の健常例および冠動脈疾患例の所見をコンピュータに「学ばせ」，診断する手法も報告されている[12]。

■ 積分図による診断

積分図は，心磁図より得られた心筋電流を，脱分極相（QRS）および再分極相（ST-T）において時間積分し，それぞれの時相に流れる総電流量を定量し比較する方法である。

先に説明した図2.15は，心磁の接線成分のx成分，y成分を計測し，$B_{xy}=(|B_x|^2+|B_y|^2)^{\frac{1}{2}}$として各時相の電流強度を算出，64チャネルで測定した各チャネルの時間-電流強度曲線を重ね合わせたものである[13]（図2.15および本書の6章を参照）。この曲線より，各チャネルにおいてQRSおよびST-T部分の時間積分値を求めると，各チャネルのQRSおよびST-T部分の総電流量を定量できる。この数値を64チャネル上にマッピングしたのが，積分図である。電流積分図上の数字は，各症例における64チャネル中の最大積分値である。

本手法を用いて，健常例（図 4.3）と冠狭窄例（図 4.4）を比較すると，健常例においてはつねに QRS 部分の総積分量より ST-T 部分の総積分量のほうが大であるのに対し，冠狭窄例においては心筋梗塞の有無にかかわらずつねに QRS 部分の総積分量より ST-T 部分の総積分量の方が小となる[13]。虚血性心疾患例において再分極相の電流総量が小となるのは，虚血領域における再分極電流が減弱するため，あるいは電流の減弱を伴わなくてもその電流方向が非虚血部位と不均一となるため，または，虚血部位の電流方向が動揺するためなどの機序が想定され，それにより総和としての電流量が減少すると考えられる。いずれにしても，ST-T 部分の総積分量の減少は虚血性心疾患例の心磁図所見として重要である。

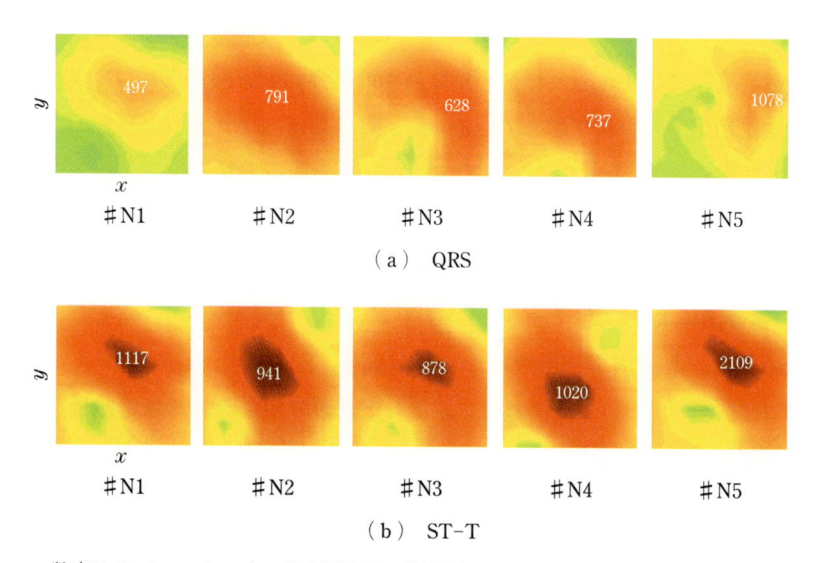

(a) QRS

#N1 497　#N2 791　#N3 628　#N4 737　#N5 1078

(b) ST-T

#N1 1117　#N2 941　#N3 878　#N4 1020　#N5 2109

数字は 64 チャンネル中の最大電流値。健常例においては QRS 部分の総電流量より ST-T 部分の総電流量のほうが大である。#N1 ～ #N5 は各健常例を示す。

図 4.3　健常例における積分図

積分図と同様に，電流強度を QRS および ST-T（JT）部分の時間積分値として求め，全測定チャネルの積分値の総和を求める方法もある。山田ら[14]は，64 チャネル法線成分心磁計測データより，接線方向電流強度を微分算出し，

4.1 虚血性心疾患

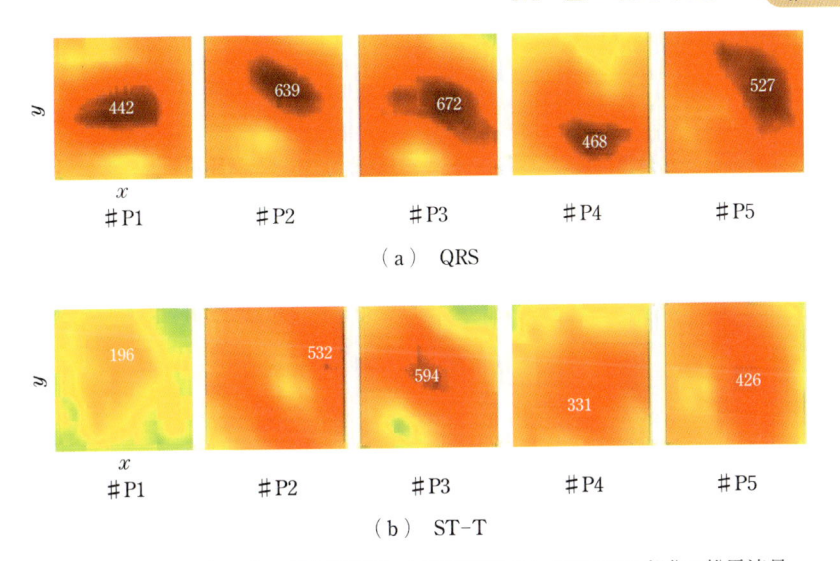

(a) QRS

#P1 442　#P2 639　#P3 672　#P4 468　#P5 527

(b) ST-T

#P1 196　#P2 532　#P3 594　#P4 331　#P5 426

数字は64チャンネル中の最大電流値。冠狭窄例においてはQRS部分の総電流量よりST-T部分の総電流量のほうが小である。♯P1～♯P5は各冠狭窄例を示す。

図4.4　冠狭窄例における積分図

QRS部分とST-T（JT）部分の電流時間積分値を求め，64チャネルの総和（QRSi，JTi）を算出，健常例と虚血性心疾患例を比較した。その結果，QRSiは両群間に差異を示さず，JTiは虚血性心疾患例で有意に低値であり，したがって両者の比であるJTi/QRSiは虚血性心疾患例で有意に低値であり，JTi/QRSiは虚血性心疾患を識別する有用な指標であることを示している（図4.5）。

また，彼らの検討では，虚血性心疾患例は心電図上有意なST変化を示しておらず，また，心筋再分極異常の指標であるQTc，QT dispersionも健常例，虚血性心疾患例間に有意差を示さず，心磁図によるJTi/QRSiが心電図指標より鋭敏に心室再分極異常を検知することを示している。

JTiがST，QTc，QT dispersionなどに比し鋭敏な指標であるのは，JTiが心室再分極過程を定量化していることに加え，活動電位の振幅と時間の両成分を含んでいるためかもしれない（STは振幅成分の情報であり，QTc，QT dispersionは時間成分の情報である）。なお，狭心症例においてJTi値は経皮的冠動脈インターベンション（PCI）による冠血行再建術後に改善し，さらに

4章 各病態における心磁図

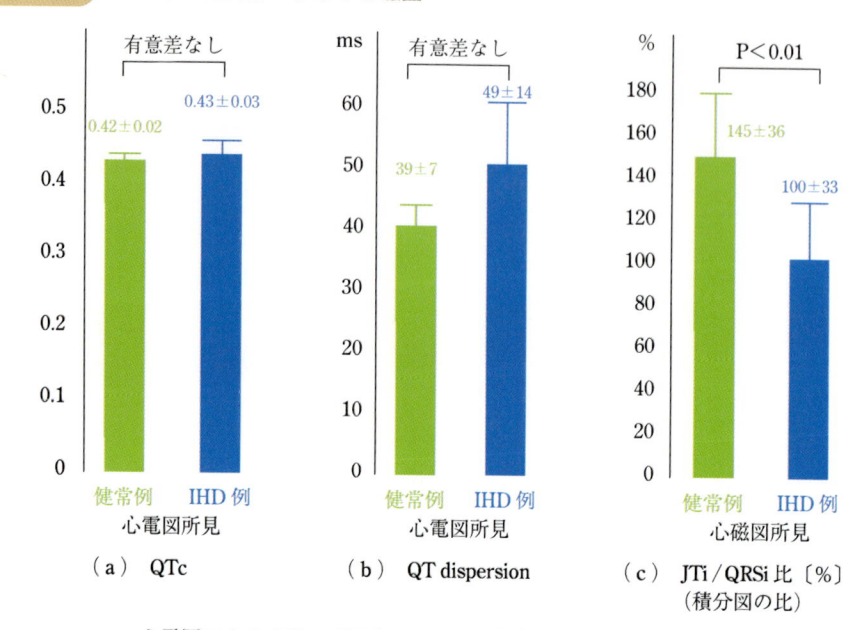

(a) QTc	(b) QT dispersion	(c) JTi/QRSi 比〔%〕(積分図の比)
有意差なし 健常例 0.42±0.02 IHD例 0.43±0.03	有意差なし 健常例 39±7 ms IHD例 49±14 ms	$P<0.01$ 健常例 145±36 IHD例 100±33

心電図による QTc，QTdispersion は両群間に差を認めないが，心磁図の JTi/QRSi 比は IHD 群において有意に小である。

図 4.5 健常例と虚血性心疾患（IHD）例の心電図および心磁図所見

再狭窄例においては再び低値となることから，冠血行再建術の成否の経過観察にも有用であると考えられる。

　ST-T 部分の総電流量の減少は，虚血性心疾患のみならず拡張型心筋症などの心不全をきたす疾患においても示されている。山田ら[15]は，拡張型心筋症を含む心不全例と健常例において QRSi，JTi を比較，QRSi は両群間に差を示さないのに対し，JTi および JTi/QRSi は心不全例で有意に低値を示すことを報告している。心室再分極相の積分値は，重症心不全を伴う拡張型心筋症，持続性心室頻拍症例においても低値を示すことより，心筋虚血のほかに心室再分極相の不均一性も反映すると推定される。

■ カレントレシオマップによる診断

　軽度の運動負荷（ダブルマスターテスト）を用いて負荷前後の心磁図 QRS 波での電流量変化をマッピングする試み[16,17]もある（本書の 6 章参照）。法線

方向の心磁情報を接線成分に変換後（電流アロー図作成後），各チャネルにおいて，R波ピークを中心として一定時間内のQRS積分値を求め，その負荷（マスター2階段試験）直後および回復期の変化を捉える方法である。

神崎ら[17]は，R波ピークを中心として40 ms間のQRS積分値を求め，それを64全チャネルの総和で除して正規化したのち，負荷直後と回復期の差をとりその差の全チャネルの最大値を求めると，その値は冠狭窄を有する例において健常例より有意に大であることを示した。彼らによると本方法による冠動脈疾患の診断精度は，感度82％（マスター試験の心電図感度は47％），特異度85％（マスター試験の心電図特異度は85％）であったという。

■ 電流アロー図による診断

隣接する2点間の磁界勾配（空間差分）により各点の電流をvector arrowとして表示し，心起電力分布を直読できる。また，電流アロー図（current arrow map）中の矢印の大きさと方向から，心筋のどの部位でどの方向に，どのくらいの大きさ（相対値）の電流が流れているかを推定することができる。電流アロー図では，不整脈の分野で，上室あるいは心室期外収縮の起源を明らかにし，あるいは早期興奮症候群の副伝導路の部位を推定し，磁気共鳴映像と重ねることによりそれらの部位を精度良く診断することも可能[18]である。さらに心房細動，心房頻拍，心房粗動などの興奮旋回を画像化することもできる。これらを可能としているのは，心磁図の時間分解能が0.5 msであり，心臓の電気生理学的現象を，1/2 000 sの単位で捉え，マッピングすることが可能なことによる。

正常例では，心室再分極過程の電流アロー図は単一の電流双極子を示し，電流は右上方から左下方に向かうが，虚血性心疾患例においては，「電流方向が正常と異なる」あるいは「複数の電流双極子を示す」などの異常を示す[19,20]。

Hailerら[21]は，電流分布図を電流双極子パターン，双極子の向き，二つの渦電流の等価性により，正常パターンのカテゴリー0から，異常なカテゴリー4までに分類し，安静時心磁図による狭心症例の判別と，冠血行再建術後の変化を検討した。正常例ではカテゴリー0から2に分類されたが，冠血行再建前

の狭心症例はカテゴリー3か4に分類された。また，冠血行再建後24時間において，カテゴリー4が減少，カテゴリー2が増加，1か月後にはカテゴリー4がさらに減少し，1，2が増加した。彼らは，同じカテゴリー分けによる診断の有用性を，シールドルームを用いないシステムにおいても報告している[22]。

電流アロー図は電流の空間的な広がりを視覚的に捉えることを可能にしたものであり，微弱な電流の検出にも優れているため，虚血性心疾患例における，微小な心筋虚血に起因する**傷害電流**（図4.6）を検出できる可能性もある。

図4.7は，健常例2例におけるST部分の電流アロー図である。健常例で

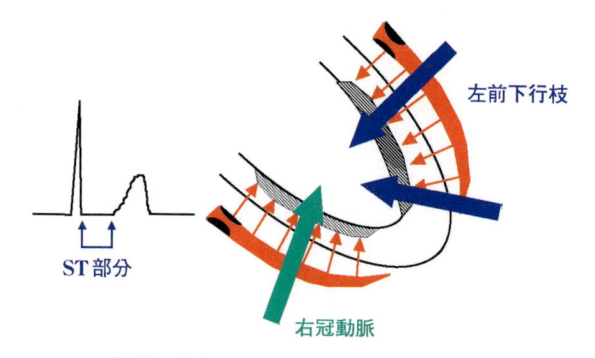

冠動脈狭窄に起因する心筋虚血は心内膜面に生じ，ST部分において心外膜面から心内膜面に向かう傷害電流が生じる。

図4.6　ST部分に流れる傷害電流の理論的ベクトル

健常例では，ST部分には電流が検出されないか，されても左下方に向かう微弱な電流が存在するのみである。

図4.7　健常例2例におけるST部分の電流アロー図

4.1 虚血性心疾患

は，ST 部分には電流が検出されないか，されても左下方に向かう微弱な電流が存在するのみである．図 4.8 は，冠動脈疾患例において検出した ST 部分の異常電流である．この電流は，多くの例において理論的傷害電流の方向に一致するという．

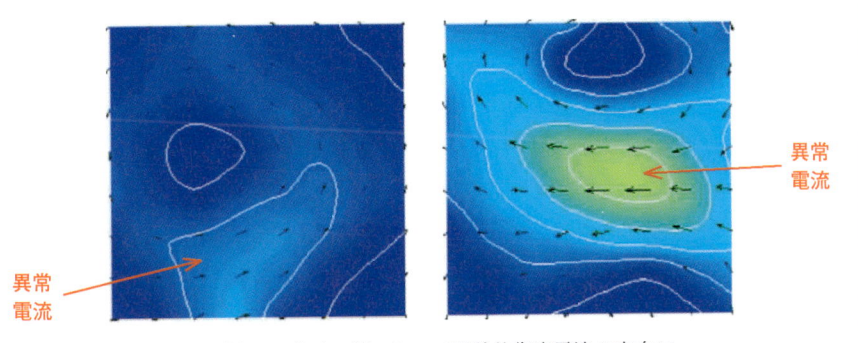

異常電流

異常電流

この電流は，多くの例において理論的傷害電流の方向に一致するという．
左は 54 歳狭心症例．右冠動脈に 75 ％狭窄を有し，異常電流は上方に向かっている．右は 74 歳狭心症例．左前下行枝に 90 ％狭窄を有し，心電図上は異常を認めない．

図 4.8　冠動脈疾患例において検出した ST 部分の電流アロー図

■ Multiple-current-vector diagram（mCVD）法による診断

mCVD 法は 64 チャネルの各計測点における電流ベクトルの向きの経時的変化を，時間-角度グラフ上に 64 チャネルすべて一覧表示したもので，合わせてベクトルの強さをグラフの軌跡の色でカラー表示したものである[23,24]（本書の 6 章参照）．mCVD 法の意義は，64 すべてのチャネル上の電流ベクトルの向きと強さの経時的変化を一望できる点にある（図 4.9）．

ST-T 部分を mCVD 法により表示すると，健常例は全例単一の方向に収束する電流ベクトルを呈する（図 4.10）．ところが，虚血性心疾患例（図 4.11）では，安静時心電図が正常であっても，多くの例で「電流ベクトルが二つ以上に分裂する」「広く分散する」「大きく湾曲する」あるいは「たがいのチャネルの曲線が交差する」などの異常を示す．本法は，微弱な電流ベクトルのゆらぎを含めた心室の再分極過程の不均一性を感度よく検出することを可能にした．

4章　各病態における心磁図

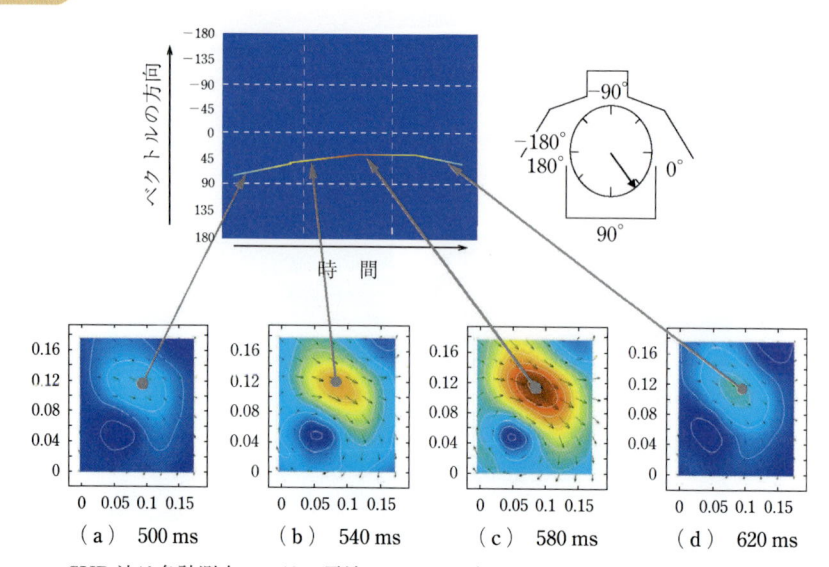

mCVD法は各計測点における電流ベクトルの向きの経時的変化を，時間-角度グラフ上に表示する。ベクトルの強さはカラースケールで表示。測定チャネルすべてを表示すれば，電流ベクトルの向きと強さの経時的変化を一望できる。

図4.9　Multiple-current-vector diagram（mCVD）

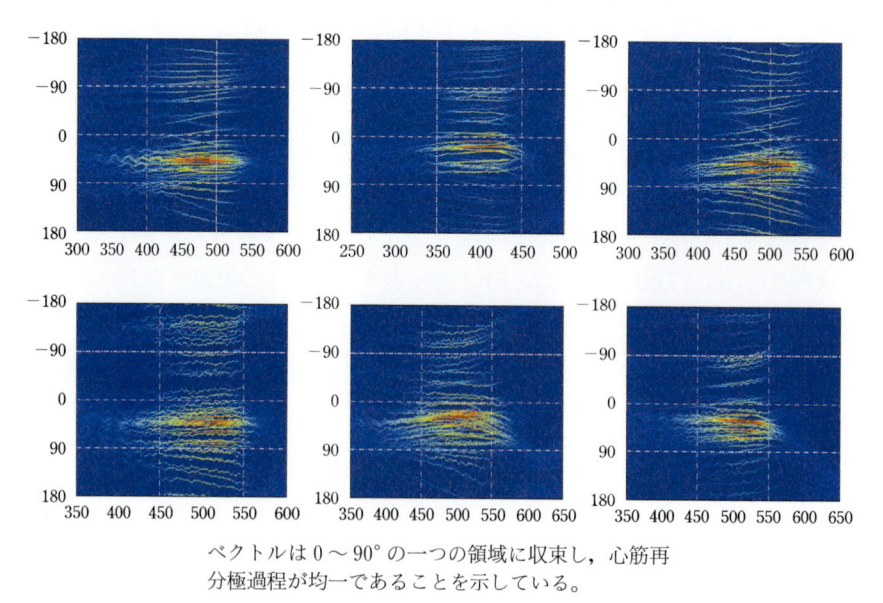

ベクトルは0〜90°の一つの領域に収束し，心筋再分極過程が均一であることを示している。

図4.10　健常例のMultiple-current-vector diagram（mCVD）

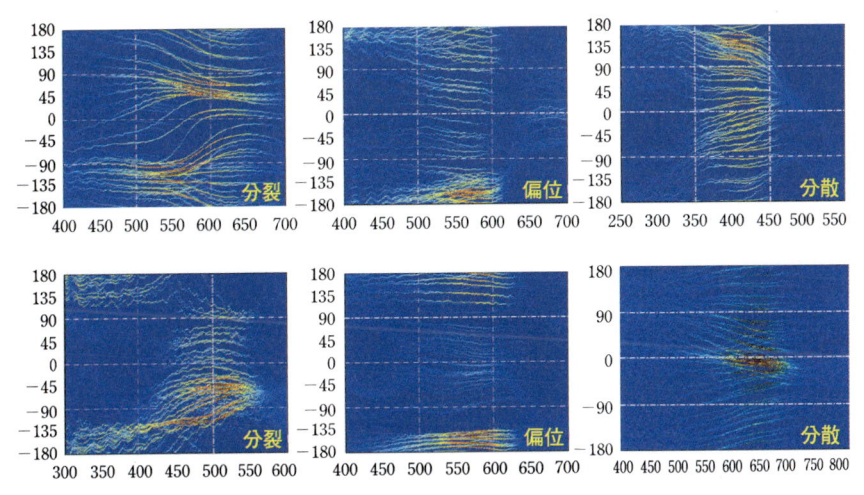

冠狭窄例では，電流ベクトルが二つ以上に分裂する，あるいは異常な角度に偏位する，広く分散する，大きく湾曲する，あるいはたがいのチャンネルの曲線が交差する，などの異常を示す．

図 4.11　冠狭窄例の Multiple-current-vector diagram（mCVD）

4.1.2　心筋梗塞

■ 心磁図の加算平均処理による診断

心筋梗塞後の患者は，心室頻拍，心室細動などの致死的不整脈を発症するリスクがあり，しばしば突然死をきたす．これらの患者は QRS の終末部に異常な断片化した電流を有し，その部位がリエントリー性心室性不整脈の基質となることが知られ，**加算平均心電図法**（signal-averaged ECG）により**心室遅延電位**（late potential）として検出されうる．

心磁図によってもこの異常な遅延電位を感度よく捉えうることが知られており，心磁図で捉えたそれは late field と呼ばれ，加算平均心電図法とまったく同様に，filtered QRS の持続時間（filtered QRS duration），filtered QRS の終末部 40 ms の平均磁界強度（root mean square amplitude of the last 40 ms），filtered QRS 終末部 x fT 未満（x は 300 または 500）の磁界強度の持続時間（duration of the low-amplitude signal below x fT）などの指標が用いられている．

Korhonenら[25]は，心筋梗塞後の患者を対象に，150～250心拍の心磁図を加算平均し，持続性心室頻拍の既往を有する例においてfiltered QRSの持続時間は有意に長く，filtered QRSの終末部40 msの平均磁界強度が有意に小であることを示し，持続性心室頻拍の既往を有する例に対する感度が加算平均心電図法より優れていることを示した．また，Weismuller[26]らは，VT症例のlate ventricular fieldを検出し心筋内の緩徐伝導の部位を推定，それが梗塞巣と正常心筋との境界部位にあることを示した．

■ 等磁場線図による診断

等磁場線図は，各時相の等磁界を結んだもので，右ねじの法則を用いれば起電力の推定が容易である．心磁図では複数の起電力を推定しやすく，心電図では診断困難な梗塞ベクトル，心筋虚血に起因する再分極異常を検出可能と考えられる[8,9]．

T波の時相において，健常例では等磁場線図は患者の左上方に陽性の，右下に陰性の磁界が記録される．すなわちT波電流は左下に向っていることが推定される．これに対し下壁の陳旧性心筋梗塞例においては，等磁場線図は左上方に陰性（またはフラット）の，右下に陽性（またはフラット）の磁界が記録される．すなわち，T波電流は健常例と異なり上方に向っていることが推定される．さらに，梗塞に起因する電流と正常電流と考えられる複数の電流が記録されることも多い．これらの異常は心電図上，冠性T波の所見が正常化している例にも検出されうる[9]．

■ 積分図による診断

狭心症の項（4.1.1項）で述べたように，陳旧性心筋梗塞の診断においても，電流積分値の総和（QRSi，JTi）が有用である．山田ら[14]は，64チャネル法線方向心磁計測データより，接線方向電流強度を微分算出し（電流アロー図を作成し），QRS部分とST-T（JT）部分の積分図を求め，64チャネルの総和（QRSi，JTi）を算出し，健常例と狭心症例，陳旧性心筋梗塞例を比較した．その結果，JTi/QRSiは有意に，健常例＞狭心症例＞陳旧性心筋梗塞例であったことを報告している（図4.12）．

4.1 虚血性心疾患

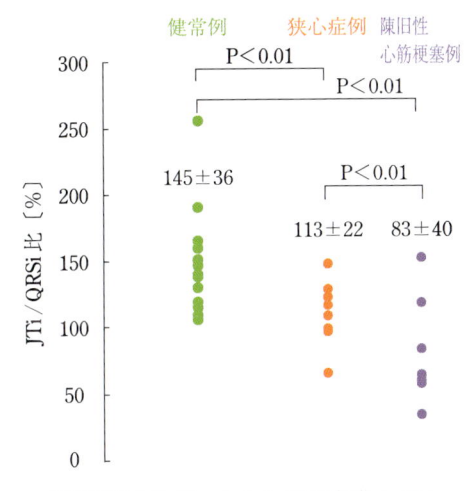

接線方向心磁データより QRS 部分と ST-T（JT）部分の電流時間積分値を求め，JTi/QRSi 比を算出。JTi/QRSi 比は健常例＞狭心症例＞陳旧性心筋梗塞例であった。

図 4.12 健常例，狭心症例，陳旧性心筋梗塞例の JTi/QRSi 比

■ 心筋 viability の診断

急性心筋梗塞の発症時には経皮的冠動脈インターベンション（PCI）による閉塞冠動脈の再灌流療法が行われるが，有効な再灌流が得られ心筋細胞が壊死を免れても一定期間，壁運動の消失が続き，あたかも生存心筋が存在しないかにみえることがある。また，狭心症であっても強度の心筋虚血にさらされた心筋は一時的に収縮を失う。これらは**気絶心筋**（stunned myocardium）と呼ばれ，心筋細胞が生存しているにもかかわらず一時的に収縮を失った状態である。また，強度の冠動脈狭窄によりその灌流領域の収縮が消失することもある。この場合，冠血行が再建されれば収縮が改善される。これを**冬眠心筋**（hibernating myocardium）と呼ぶ。

気絶心筋も冬眠心筋も，壁運動が消失しているが生存心筋を有し，これを**心筋 viability** があるという。壁運動が消失しているとき，そこに心筋 viability があるのか，あるいはすでに壊死となっているのかの鑑別は，とくに冬眠心筋

の場合，狭窄冠動脈の血行再建の適応があるか否かの判断の上で重要である。

心筋 viability の診断には，心エコー図により薬剤負荷で壁運動が出現するか否かを判定する方法や，^{201}thallium（^{201}Tl）などの血流製剤の取り込みや，^{18}F-fluorodeoxyglucose（^{18}FDG）による糖代謝の有無を検出する方法が報告されている。心筋の微弱な電流を検知する上で有利な心磁図によっても心筋 viability を判定することが試みられている。Morguet ら[27]は，49 チャネル心磁システムを用い，全チャネル中の最大 R 波振幅，最大 T 波振幅，最小 T 波振幅の 3 変数を抽出し，線形識別関数により解析すると，心エコーおよび ^{201}Tl，^{18}FDG を用いた心筋 viability 判定とよく一致したと報告している。

4.1.3　急性冠症候群

急性心筋梗塞は，心電図検査などで異常を検知できない軽度の冠動脈狭窄しか有さない状態から，冠動脈粥腫が破綻し血栓が形成されて急激に冠動脈が閉塞し発症する。すなわち，急性心筋梗塞の発症基盤は，そのほとんどが冠動脈粥腫の破綻である。逆に，冠動脈粥腫が破綻すると，今まで安静時にはもちろんのこと労作時にも胸部症状のなかった症例に，安静時や軽度の労作時に狭心症状が生ずるようになる。この状態を，急性心筋梗塞の発症前段階であるという意味で，不安定狭心症と呼ぶ。急性心筋梗塞と不安定狭心症は，冠動脈粥腫の破綻という同一の病態に起因することから急性冠症候群と呼ばれる。

胸痛を訴えて来院する患者が，来院時に明確な心電図異常を示せば**急性冠症候群**の診断は比較的容易であるが，実際臨床上，来院時には狭心症状は消失し心電図上も異常所見を示さないか，あるいは診断に至らぬ軽微な異常所見を示すにとどまる症例が多い。この場合，急性冠症候群の鑑別は困難を極める。心電図をはじめ血液検査上も明確な異常所見を呈さない例が多いためである。ここで，微小な心筋傷害に対し感度の優れる心磁図の診断能に期待が寄せられている。

■ 等磁場線図による診断

Park ら[28]は，各時相の等磁界を結んだ等磁場線図により，急性の胸部症状

を訴えているのに，心電図上ではST上昇などの典型的な急性心筋梗塞を示す変化を伴わず，正常心電図あるいは軽微なST-T異常を示すにとどまる患者に対する心磁図の診断能を検討した。彼らは，等磁場線図のT波の開始からその頂点までを解析し，その時間内の，磁界の陽極から陰極に向かうベクトルの角度の変化，陽極と陰極の距離の変化，磁界強度の変化を解析した。

正常例ではこれらの変化は少ないのに対し，冠動脈疾患例では変化が急激であり，①ベクトルが$-20°$から$+110°$に向かう，②ベクトルの角度が30 ms以内に$45°$以上変化する，③陽極陰極間距離が30 ms以内に20 mm以上変化する，④陽極，陰極の磁界強度比が30 ms以内に0.3倍以上変化する，のいずれかを虚血性心疾患の指標とした。その結果，心磁図による急性冠症候群の診断精度は，よくトレーニングされた判定者による診断（視覚的な判断含む）において，特異度92.8％，感度95.1％，陰性的中率84.8％，陽性的中率97.8％であり，心電図（それぞれ，91.1％，33.9％，27.4％，93.3％），トロポニンT（それぞれ，90.5％，42.7％，31.7％，93.8％），心エコー（76.2％，51.0％，31.4％，87.9％）より優れていたと報告している。

4.1.4 ま と め

以上，心磁図による虚血性心疾患の診断，評価について概説した。心磁図は，心電図に反映されない微小な心筋傷害に伴う異常電流を検知可能であり，将来，潜在的虚血性心疾患例の早期発見に貢献するものと期待され，この分野のさらなる研究の進展を望むものである。

4.2 不 整 脈

不整脈は，心拍数を基準に徐脈性不整脈と頻脈性不整脈に大別される。本節では心磁図を用いた不整脈診断として以下を紹介する。

- Wolff-Parkinson-White（WPW）症候群および期外収縮： 頻脈性不整脈の起源診断

- 心房細動： 頻脈性不整脈の機序診断
- Brugada 症候群および先天性 QT 延長症候群： 致死的頻脈性不整脈の心室再分極異常
- His 束電位記録： 徐脈性不整脈の一因となる房室伝導能の評価

これらの不整脈を例に，心磁図の微小電位に対する感受性（His 束電位記録）と，空間（WPW 症候群，**期外収縮**の起源診断）および時間（心房細動の動画像）分解能を解説する。

4.2.1　頻脈性不整脈

■ 不整脈解析の基盤となる心磁図解析法（心磁図の空間分解能シミュレーション）

心磁図システムの精度は，以下の影響を受ける。

- 計測原理に関する要因（センサ，磁気シールドなど）
- 解析法（フィルタ，加算平均，数学モデルなど）
- 症例の臨床特性に起因する要因（基礎心疾患，体格など）

例えば，SQUID センサ数と心磁図の空間分解能との関係を検討したシミュレーションでは，センサ間隔が小さく，SQUID チャネル数が多くなるのに伴い，空間分解能も向上する。例えば，9 チャネル心磁図システム（センサ間隔 9 cm，計測領域 18×18 cm）では精度[†] 17.3 mm，64 チャネル（2.5 cm，17.5×17.5 cm）では精度 1.4 mm，100 チャネル（1.5 cm，13.5×13.5 cm）では精度 0.8 mm であったと報告されている[30]。

つぎに，被験者の臨床特性，画像合成による誤差などを含めた臨床応用上の心磁図空間分解能について，WPW 症候群を例に検討を行なっていく。

■ 顕性 WPW 症候群の副伝導路部位診断（心内マッピングとの比較）

正常な心臓特殊刺激伝導系では，房室結節が唯一の心房-心室間伝導路である。一方，WPW 症候群では房室結節に加え，心房-心室間を連結する副伝導

[†] 位置を固定した単一双極子モデルと，誤差（±5％）の加えられた磁場分布から Biot-Savart の法則を用いて推定した磁場源との距離。

路が房室弁輪に存在する．副伝導路により，**房室リエントリー回路**（心房-房室結節-心室-副伝導路，あるいは心房-副伝導路-心室-房室結節）が形成され，発作性上室頻拍が生じる．

WPW 症候群では疾患の性格上，以下の特徴を有している．

- 副伝導路を介した心室早期興奮（デルタ波）は，体表面で比較的容易に検出できる
   ⇒ 各種体表面マッピング（心電図，体表面電位図，心磁図）で比較できる
- **カテーテルアブレーション**（CA）法が確立され副伝導路部位を正確に診断できる
   ⇒ CA を gold standard として，体表面マッピング所見と副伝導路部位との関係を検討できる
- 基礎心疾患のない症例が多い（約 90 %）．

そのため，臨床用システムの開発当初から，心磁図を用いた副伝導路解析が試みられてきた[29,30,31,32,33]．WPW 症候群の心磁図解析例を図 4.13，図 4.14 に示す[30]．64 チャネル心磁図システムを用いて，前胸壁から記録した心臓磁場

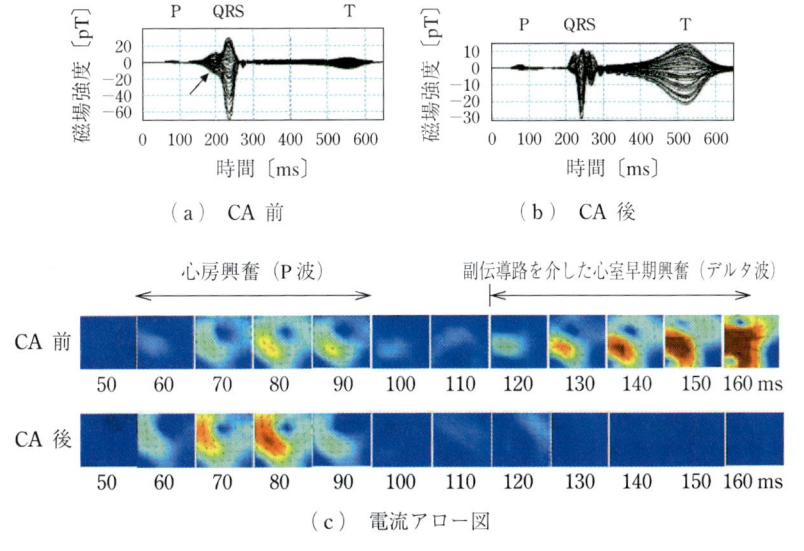

(a) CA 前

(b) CA 後

(c) 電流アロー図

図 4.13 顕性 WPW 症候群

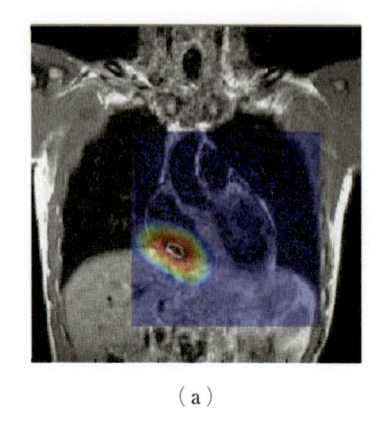

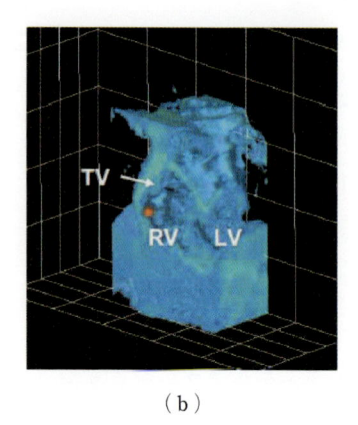

（a） （b）

図 4.14 顕性 WPW 症候群（心磁図と
MR 画像との合成像）（6 章参照）

を用いた結果を示している。

電流アロー図（図 4.13（c））では，CA 前には心房興奮（60〜90 ms）に続いて心室早期興奮（120〜160 ms）が出現し，CA 成功後に心室早期興奮は消失した。心磁図（電流アロー図）における副伝導路部位を，心室早期興奮開始時における磁場強度最大部位と定義し，CA 前の心室早期興奮開始時（120 ms）の等磁場線図を MR 画像（磁気共鳴画像）に合成し，副伝導路部位を推定した（本書の 6 章参照）。

本症例の副伝導路は右室側壁に存在し，心磁図診断部位とアブレーション成功部位との距離は約 1 cm であった（図 4.14（b））（心室期外収縮の推定例は図 4.15 参照）。特発性心室頻拍（右室起源）症例を WPW 症候群と同じ手法

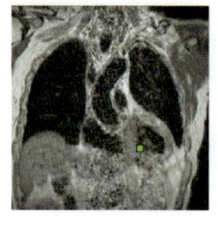

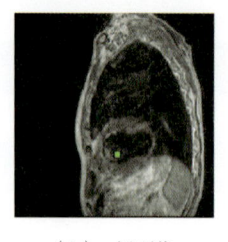

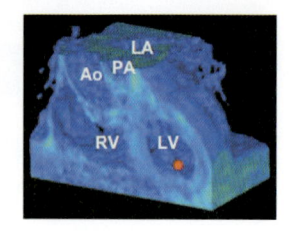

（a）前後像　　（b）側面像　　（c）左前斜位

図 4.15 心筋梗塞に合併した心室期外収縮

(64チャネル心磁図システム，電流アロー図) で解析したところ，心磁図診断とCA成功部位との距離は7 mmであり，WPW症候群とほぼ同値であった。現在，心磁図システムの副伝導路の位置診断能は0.5～3.1 cmと報告されている (表2.1)[29,34]。

複数副伝導路症例，先天性心疾患に合併するWPW症候群など，複雑なWPW症候群に対する診断能についての報告は少なく，今後の課題である。

■ 不整脈起源の非侵襲的3次元診断

心臓の解剖学的異常と不整脈発生には密接な関係があり，心筋症，心筋梗塞，先天性心疾患の術後など解剖学的異常を有する症例では重篤な不整脈を合併する。従来，解剖学的情報と電気生理学的情報は異なった検査法から得ていた。両情報を同時に診断できるのは，electroanatomical mapping (CARTO)，non-contact mapping (EnSite)，心表面マッピングなど一部の侵襲的検査法に限定されていたが，心磁図とMR画像の合成像 (図4.14 (b)，図4.15 (c)，6章参照) は解剖学的情報と電気生理学的情報の非侵襲的同時診断を可能にした。

基礎心疾患を有する不整脈症例のCAでは，詳細な心内マッピングを要するための検査時間，透視時間が長くなるのに加え，基礎心疾患のない症例に比較して，CA成功率は低く，合併症発生率は高い。

このような症例では，心磁図とMR画像の合成像から，CAの適応，アプローチ法，合併症とその危険性などを術前診断することができる。本合成像の位置診断能 (前述の顕性WPW症候群) が改良され，不整脈の心内膜/外膜起源の鑑別，心房細動の誘因となる心房期外収縮が正確に診断できるようになると，不整脈の機序解明，治療法選択に対する重要な診断情報が得られる。

■ 心房性不整脈の心磁図による分類

心房性不整脈は，**心房頻拍**，**心房粗動**，**心房細動**に大別される。中でも心房細動は以下の特徴をもっている。

- 罹患率が高く，日常臨床において遭遇する機会の最も多い頻脈性不整脈である

> ・心房細動の開始，維持，停止にはさまざまな要因が関与し，複雑な病態を呈する

　これらのことから，心房性不整脈は循環器領域における主要な研究テーマの一つである。しかし，心電図波形から心房性不整脈の機序・起源を正確に診断することは困難であり，心房性不整脈の機序・起源診断には侵襲的検査である EP を要する。筆者らは，接線成分心磁場解析法（電流アロー図法）と多チャネルシステム（64 チャネル MCG）を用いて，心房性不整脈を解析した。

　リエントリー性不整脈は興奮伝導路の特性により，解剖学的／機能的リエントリー，シングル／マルチプルリエントリー，マクロ／ミクロリエントリーなどに細分化される。心房粗動は機能的，シングル，マクロリエントリー，心房細動は機能的，マルチプル，ミクロリエントリーの代表的疾患である。リエントリー性不整脈では，細胞膜活動電位は興奮前面において最高値を示し，不応期に相当する興奮伝導路上の心筋組織においても活動電位が記録される。

　このように複数の広い領域において活動電位が記録される電気生理学的現象では，磁場源の直上で計測値が最大値となる電流アロー図解析が適する。筆者らは心筋興奮伝播過程，すなわち心内電流を非侵襲的に解析することを目的に，電流アロー図を連続編集（1 ms 間隔）して，心磁図動画像を作成した。心磁図動画像において，磁場源（＝電流源）の追跡から以下のような分類を行うことができる。

> ・磁場源が計測面上を移動した場合は，電流は計測面上にある
> ・磁場源が出現と消失を繰り返した場合は，計測面に対して垂直に電流が流れている
> ・磁場源が固定しており，磁場強度も位置も変化しない場合は，電流（＝有意な生体電気生理学的現象）は存在しない

■ 心房頻拍・心房粗動・心房細動の心磁図動画像

　心磁図動画像上で，心房頻拍，心房粗動，心房細動症例の心磁場は以下の四つの分布をを呈した（図 4.16）[35]。

4.2 不　整　脈

- 単一起源の異常自動能を機序とする心房頻拍では単峰性分布
- 複数の自動能を有する心房頻拍では多峰性分布
- マクロリエントリーを機序とする心房粗動では円状分布
- 心房細動では不規則な多峰性分布

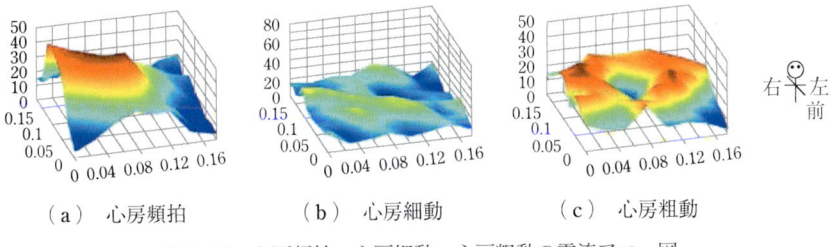

（a）心房頻拍　　　（b）心房細動　　　（c）心房粗動

図 4.16　心房頻拍，心房細動，心房粗動の電流アロー図

　これらの結果から，不整脈機序と心磁場分布には強い相関があり，心磁図を用いてリエントリー回路の数（シングル/マルチプルリエントリー）およびリエントリー回路の大きさ（マクロ/ミクロリエントリー）を大別することができると考えられた。

　とくに，心房期外収縮と心房粗動との間に出現した心房興奮は，心電図においては"心房細動"という一つの診断名で表現されるが，心磁図では，多峰性分布から単峰性分布を経て，弱い円状分布へという3段階の心房興奮過程が観察された（図 4.17，図 4.18）[36]。このように，心磁図を用いて心房細動をより詳細に分類することができ，心磁図は多彩な要因が関与する心房細動の機序解明，治療法選択および臨床経過追跡[37]に有用である。

　心磁図動画像は心室頻拍，房室回帰性頻拍など他の不整脈にも応用できるが，現在までの報告は少なく，今後症例を重ねていく必要がある。心磁図動画像では，体表面に投影されるリエントリー回路を検出しているために，リエントリー回路の特性（前述のリエントリー性不整脈と心磁図動画像），リエントリー回路と SQUID センサとの位置関係などにより，動画像も異なる。

　心房粗動は右房内の三尖弁輪を旋回するマクロリエントリーであり，以下の三つの特徴を有している。

4章　各病態における心磁図

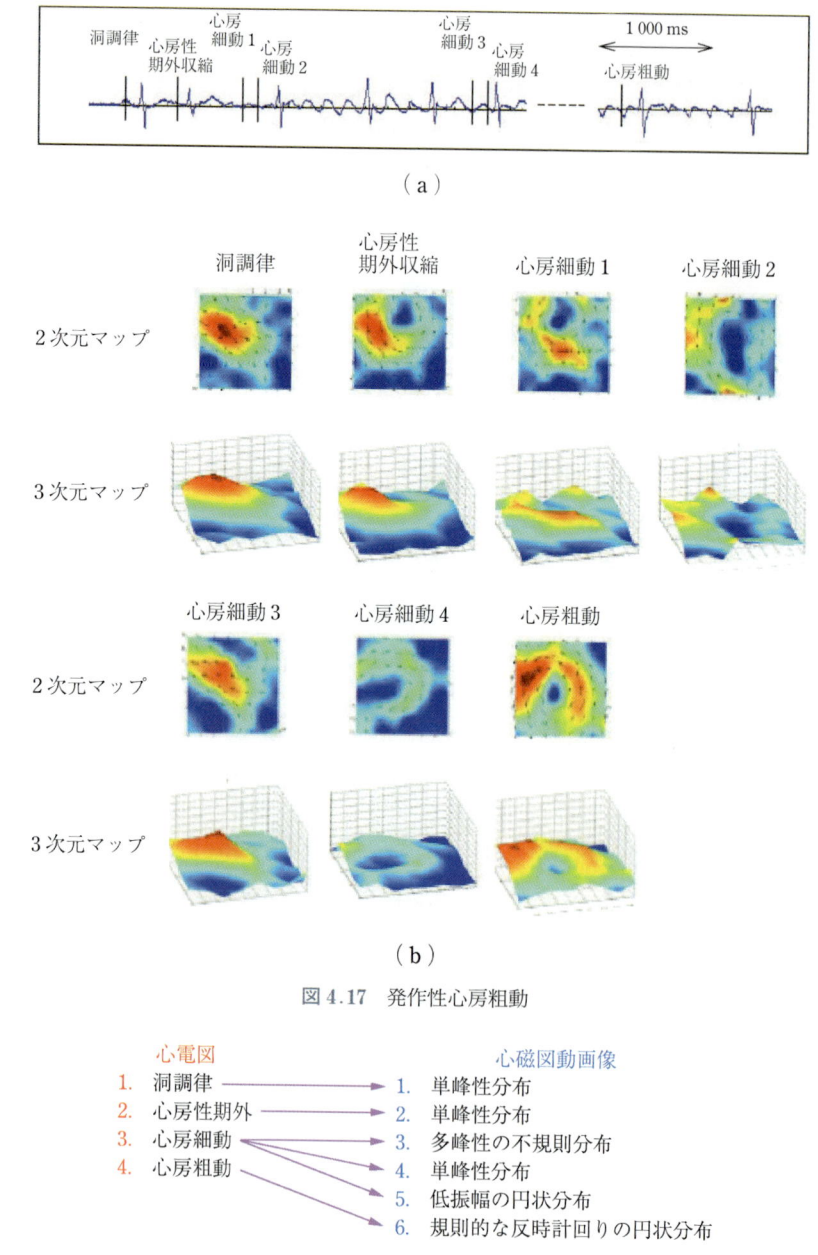

(a)

(b)

図 4.17　発作性心房粗動

　　心電図　　　　　　　　　心磁図動画像
1. 洞調律　　　　　　　　1. 単峰性分布
2. 心房性期外　　　　　　2. 単峰性分布
3. 心房細動　　　　　　　3. 多峰性の不規則分布
4. 心房粗動　　　　　　　4. 単峰性分布
　　　　　　　　　　　　　5. 低振幅の円状分布
　　　　　　　　　　　　　6. 規則的な反時計回りの円状分布

図 4.18　心電図と心磁図動画像との関係
　　　　（発作性心房粗動）

- 興奮伝導路の直径が 7〜10 cm と大きい
- 興奮伝導路が胸壁（心磁図計測面）に対してほぼ平行である
- 興奮周期に対して興奮時間が長い（興奮間隙が短い）

これらのことから，三尖弁輪を迂回するリエントリー回路が心磁図動画像上，明瞭な円として検出できた。一方，心筋梗塞に合併する心室頻拍のリエントリー回路は，心房粗動に比べて小さく，複雑な3次元構造をとることから，心磁図動画像においても複雑な磁場分布を呈すると考えられる。

4.2.2 徐脈性不整脈 —— His 束電位記録 ——

His 束は房室結節下部に位置し，His 束内または His 束以下の特殊刺激伝導系伝導能が低下すると致死的房室ブロックが生じる。しかし，His 束電位は微小電位であり心電図では検出困難であるために，房室ブロックの部位診断，

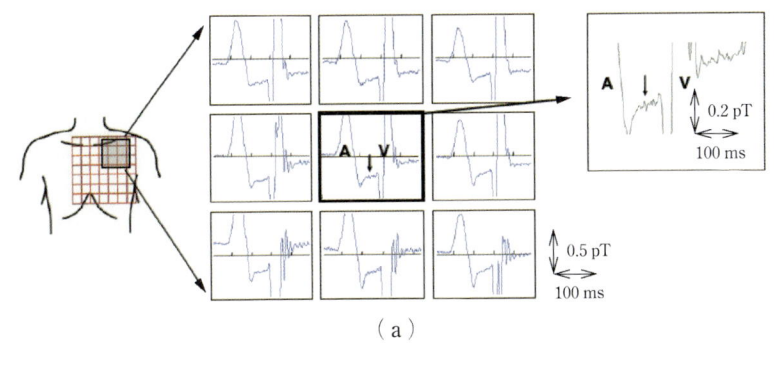

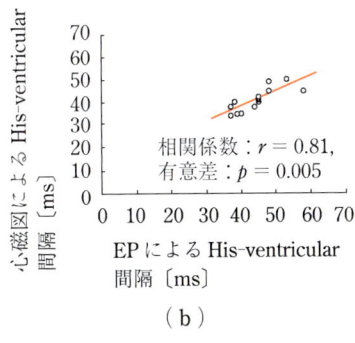

(a)

(b)

図 4.19　His 束電位記録

His 束伝導能を正確に診断するためには，侵襲的検査である EP が必要である。心磁図では約 100 心拍の加算平均処理を行うと，約 60％の症例において His 束電位が記録された（図 4.19（a））[38]。心磁図による His-ventricular 間隔と，EP による His-ventricular 間隔には有意な相関が認められ，心磁図を用いて非侵襲的に His 束伝導能を評価できることが示された（図 4.19（b））。

> **トピックス 1**
>
> **Brugada 症候群における右室流出路に異常興奮電流を観測**
>
> Brugada 症候群は，1992 年に Brugada 等[39]により，12 誘導心電図の右側胸部誘導（V 1-V 3）において特徴的な ST 上昇と特異的な波形を有する疾患として報告がされ，突然死をきたす心疾患として知られている。この突然死の予防には，植え込み型除細動器（ICD）の装着しかないと考えられており，正確に診断する方法が望まれてきている。
>
> 心磁図を用いて ST 部の電流アロー図を作成し，健常者群と Brugada 症候群と完全右脚ブロック症例群とを比較した。また定量的評価を行うため，各時刻における電流アロー図の最大アローの角度のプロットを行った[40]。図 4.20 に心磁図の波形（64 本の波形が一つのトレース上にプロットしてある）と，Q 波オンセット時刻から 100 ms 後の電流アロー図を示している。
>
> 図にみられるように，異常電流と思われる右上方に向かう電流が Brugada 症候群のみに表れている。この異常電流が発生している位置が右
>
> （a）健常例　　（b）Brugada 症候群　　（c）完全右脚
> 　　　　　　　　　　　　　　　　　　　　　　ブロック症例
>
> 図 4.20　Brugada 症候群における異常電流検出例[40]
> 　　　　（健常例，完全右脚ブロック症例との比較）

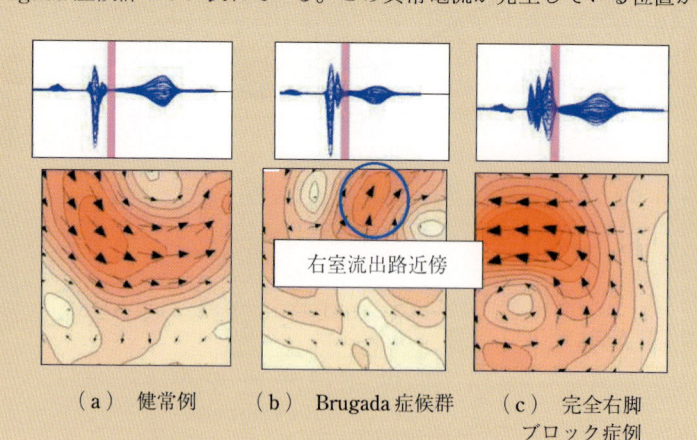

4.2 不 整 脈

室流出路近傍であることから，心磁図により右室流出路近傍にAPD（action potential duration）が極端に短縮した領域が存在する可能性が指摘されてきている。また最大電流のアローの角度は，Q波オンセット時刻から100〜110 msで角度が異なることがわかった（図4.21）。また完全右脚ブロック症例とも角度が大きく異なる。これらの結果から，右室流出路近傍に右上方に向かう異常電流がQ波オンセット時刻から100〜110 msに出現しやすいのがBrugada症候群の特徴と考えられた。

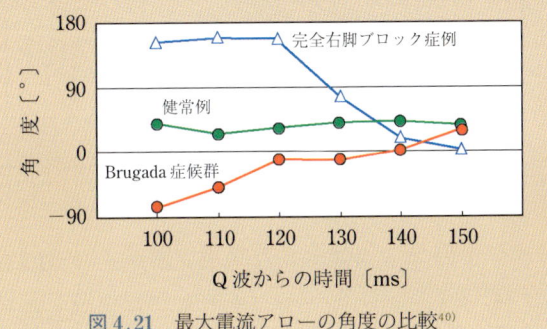

図4.21 最大電流アローの角度の比較[40]

トピックス2

QT延長症候群における異常興奮電流を観測

QT延長症候群は，心電図上QT時間の延長とtorsades de pointes（TdP）と称される多形性心室頻拍を主徴とし，失神発作や突然死の原因となる疾患である。さらにQT延長症候群ではQT延長のみならず，T波の形態異常を認めることが特徴である。治療としては，抗不整脈薬によってある程度抑えられるようになっているものの，まだTdPの発生メカニズムなど不明点も多く，電気活動の違いを詳細に検討していかなければならない。

遺伝子型で確定診断が行われたⅠ型とⅡ型QT延長症候群において，T波時相における電流異常を電流アロー図によって観測した（図4.22）[41]。その結果，Ⅰ型QT延長症候群ではQTcが0.6を超える症例では左室から右室へ向かう異常電流が観測された。Ⅱ型QT延長症候群ではQTcによらず約6割の症例でⅠ型と反対の右室から左室へ向かう異常電流が観測された。これはⅠ型QT延長症候群では左室側にAPD（action potential duration）の延長の存在が，Ⅱ型では反対に右室から心室中隔側にAPD

50 pT		30 pT
1 s		1 s

異常電流　　　　　　　　　　異常電流

（a）Ⅰ型 QT 延長症候群　　　（b）Ⅱ型 QT 延長症候群

図 4.22　QT 延長症候群における異常電流の検出例[41]

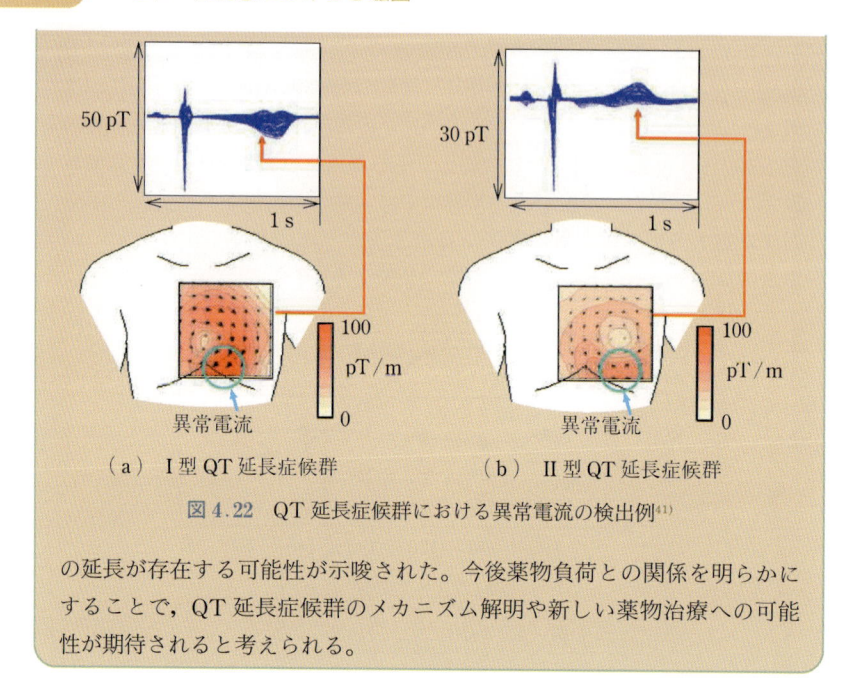

の延長が存在する可能性が示唆された。今後薬物負荷との関係を明らかにすることで，QT 延長症候群のメカニズム解明や新しい薬物治療への可能性が期待されると考えられる。

4.3　心筋症

　心筋症とは「心機能障害を伴う心筋疾患」をいい[42]，特発性のものや 2 次性のものなど種々の疾患が含まれる。このうち，**拡張型心筋症**は，心室の拡張と心収縮力の低下を特徴とする。組織学的には心筋細胞の変性脱落，壊死，線維化が認められる。また，**肥大型心筋症**は，心室筋の異常肥大をきたす疾患である。進行すると拡張型心筋症と同様の病態を示すこともあり，肥大型心筋症の拡張相といわれる。肥大型心筋症の中には心尖部の肥厚が特に著しいものがあり，**心尖部肥大型心筋症**といわれる。

　心筋症における心電図では，ほとんどの症例でなんらかの異常が認められる。疾患や病状の進行により異なり，ST-T 変化が最も多いが，QRS の異常もみられる。不整脈の合併も多い。肥大型心筋症では，心室筋の肥大により左室肥大をきたすことが多い。

4.3 心筋症

　心筋症の早期は，再分極異常が出現することが多いが，心磁図の再分極異常の検出感度は，各種心筋疾患において心電図より優れていることが報告されている[8,43~46]。これは，虚血性心疾患も同様である。

　心磁図の再分極異常は電流アロー図や積分図で診断できるが，心筋症の病初期は積分図の異常が多い。心筋症における積分図の異常例を図 4.23 に示す。心筋虚血の場合と同様に，積分図で再分極過程すなわち ST-T 区間の積分値が小さくなり，ST-T 区間の積分値から QRS 区間の積分値を差し引いた値がマイナスになる。図中の差分表示ではマイナスを青で示している。健常者ではこの値は必ずプラスである（図中ではプラスは赤色で示す）。

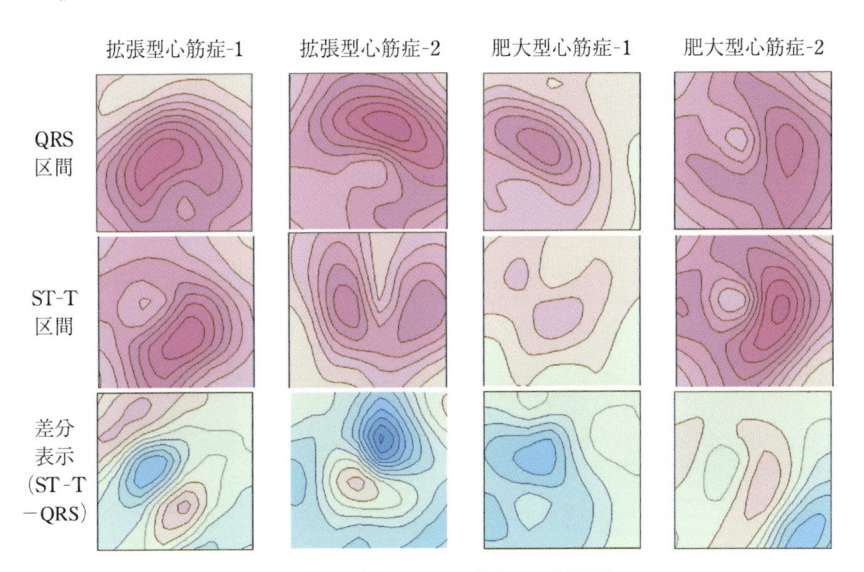

図 4.23　心筋症における積分図の異常例

　さらに，再分極過程の電流アロー図で異常が認められることもある。再分極過程の電流ベクトルの極大は，図 4.24 で示すように，健常者では 0°～90°の範囲内にある。すなわち，前額面において左下方向を向く。しかし，心筋症ではばらつきが大きく，正常と同じ場合もあるが，左上，あるいは右下を向くことがある。

　また，電流アローの方向の変化のほか，マルチダイポールとして認められる

4章　各病態における心磁図

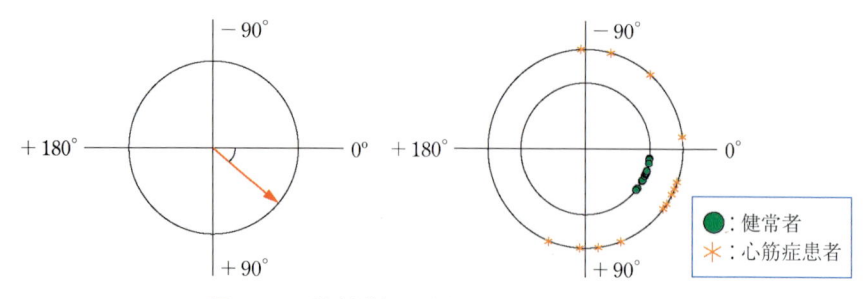

図 4.24　再分極過程の電流ベクトルの極大の方向

 こともある。心筋症患者の再分極過程の電流アロー図異常例を図 4.25 で示す。この図では，症例 1 ～ 5 が肥大型心筋症，症例 6 ～ 8 が拡張型心筋症（症例 8 は筋疾患に伴うもの）である。症例 3，4，5，7 で電流ベクトルの方向の変化が，症例 1，2，6，8 でマルチダイポールが認められる。このように電流アロー図で明らかに異常を示す症例でも，心電図上は異常が認められない場合がある。症例 2 の肥大型心筋症患者の心電図を図 4.26 に示すが，心電図はほぼ正常といえる。

一方で心筋症の場合，脱分極過程での異常が認められる場合もある。QRS 区間において，電流アローの極大値は正常では左下を向くが，この方向が変化

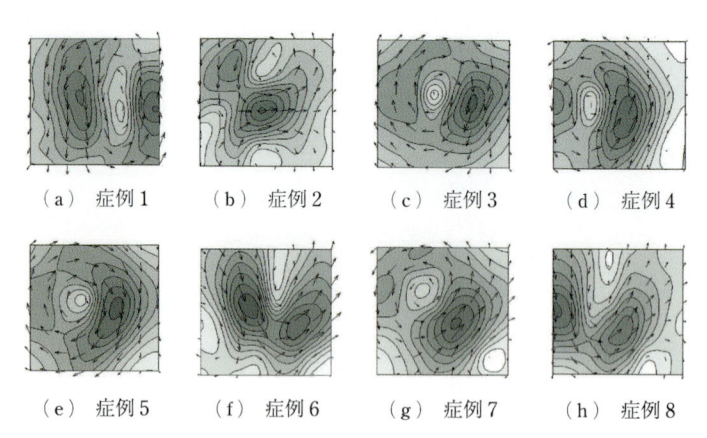

(a)　症例 1　　(b)　症例 2　　(c)　症例 3　　(d)　症例 4

(e)　症例 5　　(f)　症例 6　　(g)　症例 7　　(h)　症例 8

症例 1 ～ 5：肥大型心筋症
症例 6 ～ 8：拡張型心筋症（症例 8 は筋疾患に伴うもの）

図 4.25　心筋症患者の再分極過程の電流アロー図異常例

4.3 心筋症

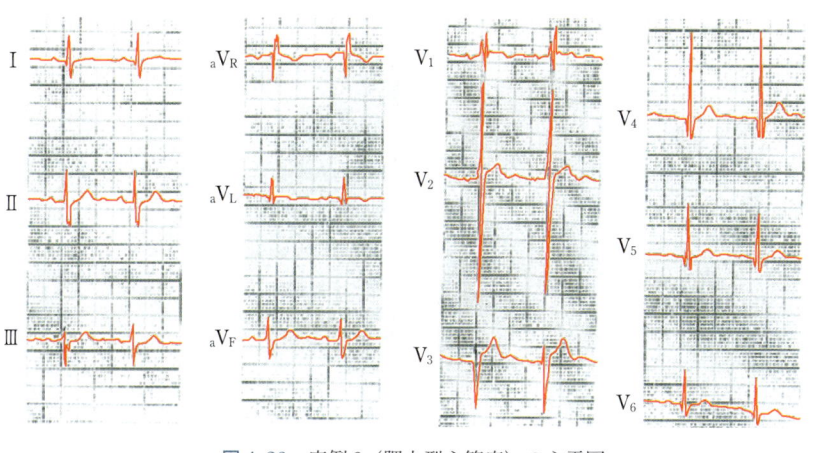

図 4.26 症例 2（肥大型心筋症）の心電図

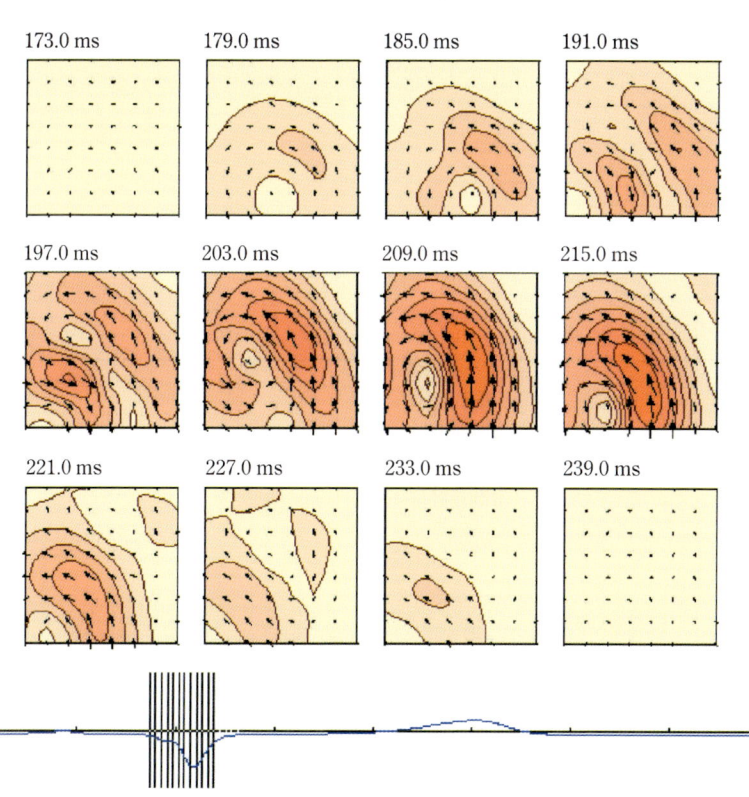

図 4.27 肥大型心筋症患者のベクトルアローマップ（QRS 区間）

し，右上などを向くことがある（図 4.27）。肥大型心筋症で左室肥大が認められる場合，電流アロー図では脱分極の電流アローの極大値が正常例と比較して大きくなる[47]。特に心尖部肥大型心筋症では，脱分極過程での R のピークが心尖部方向に偏位するのが認識できる（図 4.28）。

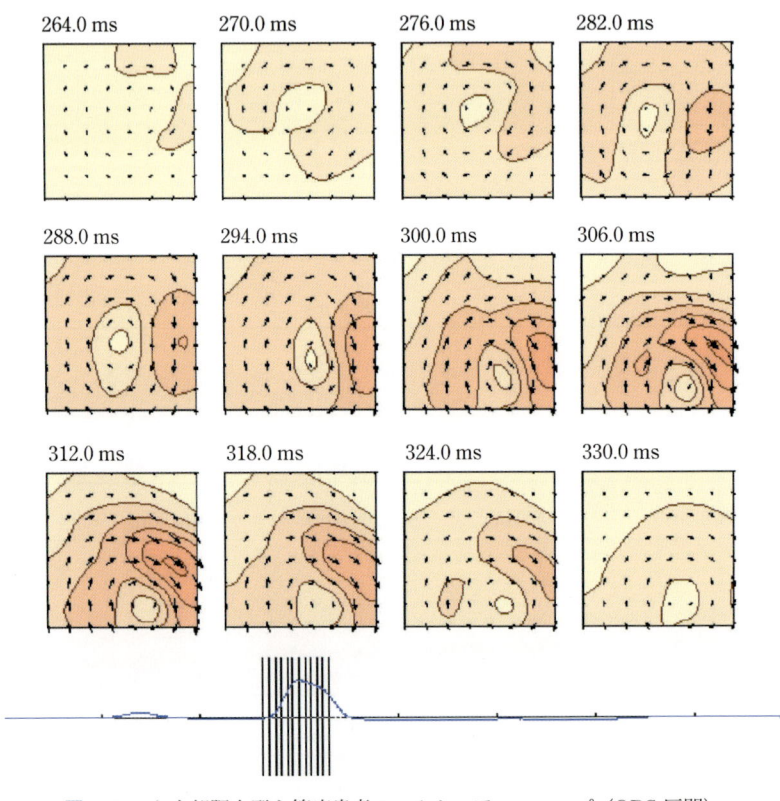

図 4.28　心尖部肥大型心筋症患者のベクトルアローマップ（QRS 区間）

4.4　小児領域の疾患

4.4.1　川　崎　病

川崎病は，小児特に 4 才以下の乳幼児に好発する疾患で，発熱，発疹，頸部

4.4 小児領域の疾患

リンパ節腫脹などを特徴とする[48,49]。最も重大な後遺症は，冠動脈瘤などの**冠動脈病変**である[50,51]。急性期に冠動脈瘤を形成したものが，血栓を形成したりあるいは遠隔期に狭窄病変に進行したりして，心筋梗塞を起こす場合がある。そのため，冠動脈病変は予後を左右する重要な因子である。

川崎病の心筋虚血は，標準12誘導心電図では診断が困難であることが多く[52,53]，心筋梗塞をきたしても数年のうちに心電図変化が正常化することもある[52]。また，トレッドミルテストなどの運動負荷心電図は，年少児では施行困難であるし，年長児で施行してもST-T変化などの虚血性変化が認められないことも多い[54]。心筋シンチグラムが川崎病の心筋虚血の評価法として推奨されているが，薬剤や運動による負荷を与えないと感度は十分でない[55,56]。そのため，冠動脈病変の診断には冠動脈造影が行われるが[57,58]，侵襲的であり，頻回に繰り返し行えないのが問題点である。

このように，川崎病の心筋虚血は一般的には心電図では診断が困難である。しかし，心磁図を用いると，心筋虚血すなわち再分極異常の診断が容易になる場合がある。

心筋虚血のある川崎病患者では，心磁図電流アロー図で異常が認められることがある。例えば，健常者のT波の電流ベクトルは左下向きであるが，T波の方向が変化し，左上を向く（図4.29）。これは，一般的な心筋虚血の場合と同様である。虚血性心疾患，心筋症の項を参考にされたい。

ST-T区間

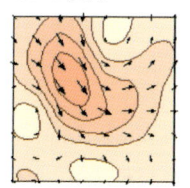

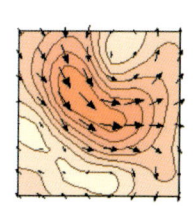

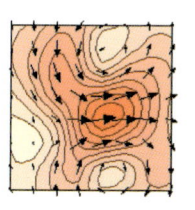

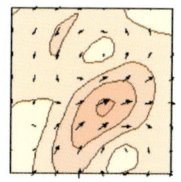

図4.29 川崎病患者のベクトルアローマップ例

しかし，電流アロー図の異常は，心筋虚血のある川崎病患者の全例でみられるわけではない。電流アロー図に加えてさらに心磁図の積分図を用いると，異

常を検出しやすくなる[59]。

　健常者の積分図は，脱分極過程・再分極過程とも左下に長い楕円形のパターンを示し，積分値の最大値は左室領域に位置する．ST-T 区間から QRS 区間を差し引いた差分でも同様のパターンで，いずれも再分極過程のほうが大きい値である．冠動脈病変のない川崎病でもこのようなパターンである．

　これに対して，冠動脈病変のある川崎病患者では，積分図で異常パターンを示すことがある．ST-T 区間から QRS 区間を差し引いた差分で，健常者とは逆に再分極過程のほうが小さい値となる．すなわち，ST-T 区間を QRS 区間で割った比（各計測点での積分値の最大なものの比 Im^{ST-T}/Im^{QRS}，すべての計測点での積分値の総和の比 SI^{ST-T}/SI^{QRS}）を計算すると，Im^{ST-T}/Im^{QRS} と SI^{ST-T}/SI^{QRS} はともに 1 より小さくなる（図 4.30）．

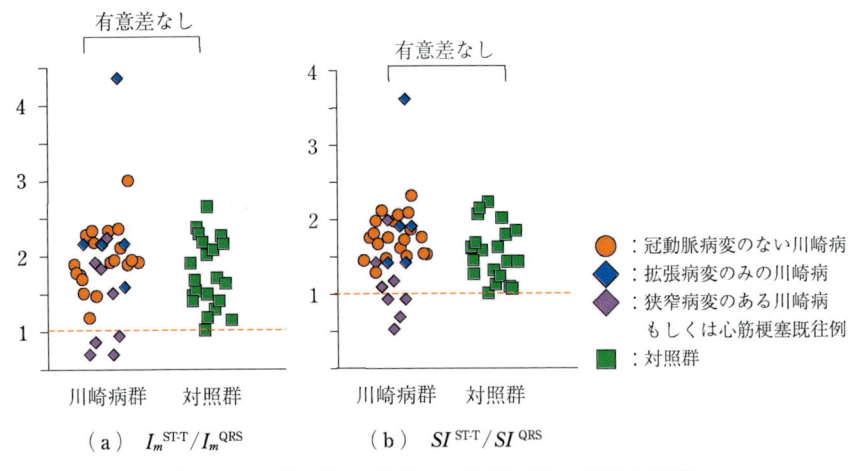

図 4.30　川崎病群と対照群の Im^{ST-T}/Im^{QRS} と SI^{ST-T}/SI^{QRS}

　図 4.31 に積分図異常例を示す．心電図では正常であっても，心磁図でこのような異常を示すことがある．図 4.31 における症例 4 は，心電図は正常である（図 4.32）．健常者および冠動脈病変のない川崎病群では，心磁図の積分図で異常が認められる症例はないことから，特異度は高いと考えられる．

　前胸部からのみの計測では，右冠動脈の虚血病変すなわち下壁の病変につい

4.4 小児領域の疾患

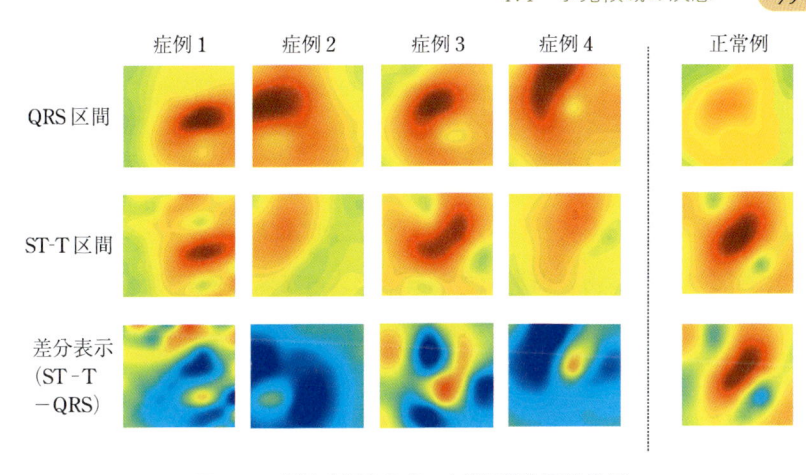

	症例1	症例2	症例3	症例4	正常例
QRS区間					
ST-T区間					
差分表示 (ST-T -QRS)					

図4.31 川崎病既往患者の心磁図積分図異常例

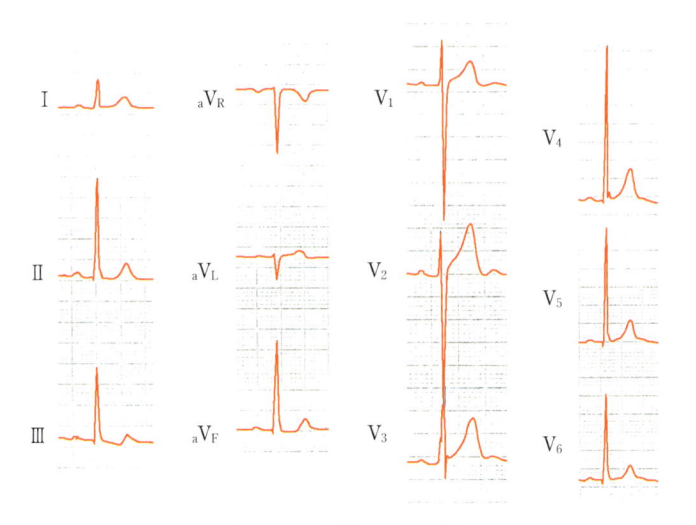

図4.32 症例4の心電図

Side Memo：[川崎病] 川崎病は，1967年に初めて川崎により報告された疾患である[49,50]。発熱，発疹，頸部リンパ節腫脹，口唇の紅潮，いちご舌，手足の硬性浮腫などが認められる。4歳以下の小児に好発する。ガンマグロブリン大量療法が行われるようになり，冠動脈瘤の発生頻度は減少した。原因については，細菌の産生するスーパー抗原が関与していることがわかってきているが，詳細はいまだ不明である。

ては検出できない可能性がある。心筋シンチグラムと同様に，薬剤や運動による負荷を与えるとさらに異常の検出率が高くなる可能性がある。

4.4.2　先天性心疾患

　種々の先天性心疾患で，心磁図においても異常が認められる。心電図と同様に，電流アロー図でも，**右房肥大，右室肥大，左室肥大**の診断が可能である[47]。左房肥大の診断は，左房は心臓の後方に位置することと左房の脱分極は後方に向かうことから，背面からの計測でないと難しい。手術後は，手術で用いた胸骨ワイヤーなどの金属のため，記録が不可能になることがある。

■ 心房中隔欠損症

　左右心房を隔てている心房中隔が欠損している疾患である。欠損孔を通して左房から右房へ血液が流れ，右房・右室の容量負荷をきたし，短絡量の多いものは根治手術の適応になる。心電図では，右軸偏位，右脚ブロック，T4の孤立性陰性T波などのT波異常が認められることが多い。心磁図でも，右脚ブロックパターンやT波の異常が認められる。とくに短絡量の多いものは，右室の容量負荷を反映して，QRS区間での右下方を向く電流アローが大きくなる。心電図では右脚ブロックがある場合の右室肥大の判定は困難になるが，心磁図で短絡量の多い症例は，左下方向を向く成分が相対的に小さく，右下を向く成分が大きくなる。また，手術の前後で心磁図を比較すると，術後は右室の容量負荷が改善するため，QRSの持続時間およびQRSのピークが優位に低下すると報告されている[60]。

■ 心室中隔欠損症

　左右心室を隔てている心室中隔が欠損している疾患で，先天性心疾患では最も頻度が高い。欠損孔が小さく短絡量が少ない場合は，症状はなく，治療の必要もない。短絡量が多いと心不全症状が出現し，閉鎖手術が必要になる。欠損孔の小さいものは心電図で異常は認められない。欠損孔が大きい場合は，その病態により，左室肥大もしくは右室肥大の所見が認められる。左室肥大では，電流アロー図で，R波に相当する電流アローが健常者と比べて大きくなる。異

ファロー四徴症

ファロー四徴症は ① 心室中隔欠損，② 大動脈騎乗，③ 右室流出路狭窄，④ 右室肥大を四徴とする。チアノーゼ性先天性心疾患では最も頻度が高い。心電図では右軸偏位，右室肥大が認められる。心磁図ファロー四徴症では，R 波に相当する電流ベクトルが右を向く右室肥大パターンを示す。

4.5　今後の展望

　心磁図臨床応用の歴史は，システム開発の歴史と共にある。Baule らによる第 1 報から 40 年を経て，心磁図は研究用システムから臨床検査システムへと変貌をとげ，その臨床的意義が日常診療の場において問われることになった。現時点は，多チャネル心磁計システムが商品化されたばかりの時期であり，今後は心磁図の臨床的知見を蓄積することが最大の課題である。

　心電図，心エコー，植込み型除細動器（ICD）などの歴史が示すように，開発当初は大がかりでコストの高いシステムでも，独創的な臨床的有用性を確立することにより，さらなる技術開発を生み，最終的には簡便な低価格システムを日常診療において活用できるようになる。

　心磁図は以下の特徴的な検出特性がある。

- ・（心電図では検出不能であった）微小電位を検出できる
- ・電気生理学的現象を画像化できる
  - ⇒　従来の不整脈診断は波形解析が中心であり，判定医師の鍛錬を要するが，心磁図画像は判定医に依存しない高い診断能を有する
- ・測定手順が簡便である
  - ⇒　電極が不要で，着衣のまま胸部誘導の心磁場が測定できる。スクリーニングテスト，検診など，短時間に多数の測定を行うのに適する

　これらの特性を生かし，心磁図と MR 画像の合成像では電気生理学的情報と解剖学的情報を同一画面に表示することにより不整脈起源を，心磁図動画像

では心内電流を画像化することにより不整脈機序を,非侵襲的に検査できる。さらに心磁図は His 束電位を約 6 割程度の患者で記録することができ,診断的 EP に匹敵する正確な房室伝導能評価が行える可能性が示されている。

心磁図の基礎,臨床両面の evidence を構築するために,さまざまな研究が行われている。例えば,臨床例における診断感受性・特異性を明らかにするために,心磁図指標の国際標準化,多施設での臨床試験が進行中である。近い将来,実現可能な研究としては,CA への応用が挙げられる。EP laboratory において,非磁性体カテーテルを用いた心内電位記録と心磁図を併用することにより,CA 前のマッピング時間を短縮し,侵襲性と放射線被爆量を抑制する試みである[61,62]。

各種心疾患の病態が分子生物学的アプローチを用いて解明されている現在では,心電図と心磁図との優劣を論じるだけではなく,動物実験に基づいた evidence の蓄積も必要である。ハードウェアでは,磁気シールドおよび冷却装置を簡素化し,小型で移動可能な心磁計システムが開発途上にある。心磁図を検診車に搭載することができれば,無症候性虚血性心疾患の早期診断,先天性心疾患のスクリーニングテストなど,心磁図の活路はさらに広がる。

引用・参考文献

1) Wakai R. T., Strasburger JF., Li Z., Deal B. J., Gotteiner N. L.: Magnetocardiographic rhythm patterns at initiation and termination of fetal supraventricular tachycardia, Circulation, **107**, pp.307〜312 (2003)
2) Cohen D., Kaufman L.A.: Magnetic determination of the relationship between the S-T segment shift and the injury current produced by coronary artery occlusion, Circ. Res., **36**, pp.414〜424 (1975)
3) Cohen D., Savard P., Rifkin R. D., Lepeschkin E., Strauss W. E.: Magnetic measurement of S-T and T-Q segment shifts in humans. Part II: Exercise-induced S-T segment depression. Circ. Res., **53**, pp.274〜279 (1983)
4) Savard P., Cohen D., Lepeschkin E., Cuffin B. N., madias JE: Magnetic measurement of S-T and T-Q segment shift in humans. Part I: Early repolarozation and left bundle branch block, Circ. Res., **53**, pp.264〜

273（1983）

5) Hailer B., Van Leeuwen P., Lange S., Wehr M.：Spatial distribution of QT dispersion measured by magnetocardiography under stress in coronary artery disease, J. Electrocardiol., **32**, pp.207〜216（1999）

6) Van Leeuwen P., Hailer B., Lange S., Gronemeyer D.：Spatial distribution of repolarization times in patients with coronary artery disease, PACE, **26**, pp.1706〜1714（2003）

7) Hailer B., Van Leeuwen P., Lange S., Wehr M.：Value of spatial dispersion of the magnetocardiographically determined QT intervals and its components in the identification of patients at risk for arrhythmia after myocardial infarction, Ann. Noninvasive Electrocardiol., **3**, p.311（1998）

8) 森博愛，中屋豊，須貝昌輝，野村昌弘，福田善晴：心磁図T波の臨床，循環器科，**21**, pp.261〜269（1987）

9) Nomura M., Nakaya Y., Fujino K., ishihara S., katayama M., Takeuchi A., Watanabe K., Hiasa Y., Aihara T., Mori H.：Magnetocardiographic studies of ventricular repolarization in old inferior myocardial infarction, Eur. Heart J., **10**, pp.8〜15（1989）

10) Hanninen H., Takala P., Makijarvi M., Montonen J., Korhonen P., Oikarinen L., Nenonen J., Katila T., Toivonen L.：Detection of exercise-induced myocardial ischemia by multichannel magnetocardiography in single vessel coronary artery disease, Ann. Noninvasive Electrocardiol., **5**, pp.147〜157（2000）

11) Takala P., Hanninen H., Montonen J., Korhonen P., Makijarvi M., Nenonen J., Oikarinen L., Toivonen L., Karila T.：Heart rate adjustment of magnetic field map rotation in detection of myocardial ischemia in exercise magnetocardiography, Basic Res. Cardiol., **97**, pp.88〜96（2002）

12) Steinberg B. A., Roguin A., Watkins Ⅲ S. P., Hill P., Fernando D., Resar J. R.：Magnetocardiogram recording in a nonshielded environment - Reproducibility and ischemioa detection, Ann. Noninvasive Electrocardiol., **10**, pp.152〜160（2005）

13) Tsukada K., Miyashita, Kandori A., Mitsui T., Terada Y., Sato M., Shiono J., Horigome H., Yamada S., Yamaguchi I.：An isointegral mapping technique using magnetocardiogram, and its possible use for diagnosis of ischemic heart disease, International Journal of Cardiac Imaging, **16**, pp.55〜66（2000）

14) 山田さつき，塚田啓二，宮下豪，渡辺重行，山口巌：心磁計測を用いた虚血性心疾患のQRS, ST-T積分解析，心臓，**33**, pp.432〜438（2001）

15) Yamada S., Tsukada K., Miyashita T., Yamaguchi I.：Calculating integral

values of the cardiac magnetic field is more sensitive to repolarization abnormality than conduction electrocardiograms, Computers in Cardiology, **27**, pp.371～373（2000）
16) Kandori A. et al.：A method for detecting myocardial abnormality by using a current-ratio map calculated from an exercise-induced magnetocardiogram（part Ⅱ）, Med. Biol. Eng. Comput., **39**, pp.29～34（2001）
17) Kanzaki H., Nakatani S., Kandori A., Tsukada K., Miyatake K.：A new screening method to diagnose coronary artery disease using multichannel magnetocardiogram and simple exercise, Basic Res. Cardiol., **98**, pp.124～132（2003）
18) 山田さつきほか：心磁計測による不整脈診断—Magneto-anatomical mapping system—, 呼吸と循環, **48**, pp.1207～1212（2000）
19) Izumida N., Asano Y., Hosaki J., Hiyoshi Y., Sakurada H., Motomiya T., Kawano S., Sawanobori T., Hirooka M.：Non-dipolarity of heart potentials estimated by magnetocardiography in normal subjects, Jpn. Heart J., **39**, pp.731～742（1998）
20) Tsukada K., Miyashita T., Kandori A., Yamada S., Sato M., Terada Y., Mitsui T., Yamaguchi I., Kanzaki H., Kamakura S., Miyatake K.：Magnetocardiographic mapping characteristic for diagnosis of ischemic heart disease, Computers in Cardiology, **27**, pp.505～508（2000）
21) Hailer B., Van Leeuwen P., Chaikovsky I., Auth-Eisernitz S., Schafer H., Gronemeyer D.：The value of magnetocardiography in the couse of coronary intervention, Ann. Noninvasive Electrocardiol., **10**, pp.188～196（2005）
22) Hailer B., Chaikovsky I., Auth-Eisernitz S., Schafer H., Van Leeuwen P.：The value of magnetocardiography in patients with and without relevant stenoses of the coronary arteries using an unshielded system, PACE, **28**, pp.8～16（2005）
23) 宮下豪, 神鳥明彦, 塚田啓二, 山田さつき, 塩野淳子, 堀米仁志, 寺田康, 山口巌：日本生体磁気学会誌, **15**, pp.2～3（2002）
24) Miyashita T., Kandori A., Ogata K., Tsukada K., On K., Horigome H., Watanabe S., Miyauchi T., Yamaguchi I.：Evaluating inhomogeneity of myocardial activity of ischemic heart disease by using MCG, Biomedizinische Technik., **48**, pp.178～180（2004）
25) Korhonen P., Montonen J., Makijarvi M., Katila T., Nieminen M. S., Toivonen L.：Late fields of the magnetocardiographic QRS cpmlex as indicators of propensity to sustained ventricular tachycardia after myoaridal infarction, J. cardiovasc. Electrophysiol., **11**, pp.413～420（2000）
26) Weismuller P. et al. ：Localization of the site of origin of ventricular late

fields in the signal averaged magnetocardiogram in patients with ventricular late potentials, In：Abstracts Book Biomagnetism '93 (ed. by Deecke L et al.), pp.314〜315 (1993)

27) Morguet A. J., Behrens S., Kosch O., lange C., Zabel M., Selbig D., Munz D. L., Schultheiss H-P., Koch H.：Myocardial viability evaluation using magnetocardiography in patients with coronary artery disease, Coron. Artery. Dis., **15**, pp.155〜162 (2004)

28) Park J-W, Hill P. M., Chung N., Hugenholtz P. G., Jung F.：Magnetocardiography predicts coronary artery disease in patients with acute chest pain, Ann. Noninvasive Electrocardiol., **10**, pp.312〜323 (2005)

29) Yamada S., Yamaguch I.：Magnetocardiograms in clinical medicine, unique information on cardiac ischemia, arrhythmias, and fetal diagnosis, Inter. Med., **44**, pp.1〜19 (2005)

30) Yamada S., Tsukada K., Miyashita T., et al.：Noninvasive diagnosis of arrhythmic foci by using magnetocardiograms, —Method and accuracy of magneto-anatomical mapping system—, J. Arrhythmia. (旧：不整脈), **16**, pp.580〜586 (2000)

31) Weismuller P., Abraham-Fuchs K., Schneider S., et al.：Biomagnetic noninvasive localization of accessory pathways in Wolff-Parkinson-White syndrome, Pacing Clin Electrophysiol., **14**, pp.1961〜1965 (1991)

32) Weismuller P., Abraham-Fuchs K., Schneider S., Richter P., Kochs M., Hombach V.：Magnetocardiopgraphic noninvasive localization of accessory pathways in the Wolff-Parkinson-White syndrome by a multichannel system, Eur. Heart, **13**, pp.616〜622 (1992)

33) Agren P. L., Goranson H., Hindmarsh T., et al.：Magnetocardiographic localization of arrhythmia substrate：a methodology study with accessory pathway ablation as reference, IEEE Trans. Med Imaging, **17**, pp.479〜485 (1998)

34) Stroink G., Moshage W., Achenbach S.：sec.2.3 Cardiomagnetism, In：Magnetism in Medicine：A Handbook (Andra W., Nowak H, Eds.), Wiley-VCH, Berlin, pp.136〜189 (1998)

35) 山田さつき，塚田啓二，山口巖：心磁計を用いた非侵襲的診断，心電図，**21**, (Suppl 2)：S-2, pp.55〜68 (2001)

36) Yamada S., Tsukada K., Miyashita T., Kuga K., Yamaguchi I.：Noninvasive, direct visualization of macro-reentrant circuits by using magnetocardiograms：Initiation and persistence of atrial flutter, Europace, **5**, pp.343〜350 (2003)

37) Yamada S., Tsukada K., Miyashita T., Oyake Y., Kuga K., Yamaguchi I.：

Noninvasive diagnosis of partial atrial standstill using magnetocardiograms, Circ. J., **66**, pp.1178〜1180（2002）

38) Yamada S., Kuga K., On K., Yamaguchi I.：Noninvasive recording of his potential using magnetocardiograms, Circ. J., **67**, pp.622〜624（2003）

39) P. Brugada, and J. Brugada：Right bundle branch block, persistent ST-segment elevation and sudden cardiac death：a distinct clinical and electrocardiographic syndrome, A multicenter report. J. Am. Coll. Cardiol., **20**, pp.1391〜1396（1992）

40) Kandori A., Shimizu W., Yokokawa M., Noda T., Kamakura S., Miyatake K., Murakami M., Miyashita T., Ogata K. and Tsukada K.：Identifying patterns of spatial current dispersion that characterise and separate the Brugada syndrome and complete right-bundle branch block, Med. Biol. Eng. Comput., **42**（2）, pp.236〜244（2004）

41) Kandori A., Shimizu W., Yokokawa M., Maruo T., Kanzaki H., Nakatani S., Kamakura S., Miyatake K., Murakami M., Miyashita T., Ogata K. and Tsukada K.：Detection of spatial repolarization abnormalities in patients with LQT 1 and LQT 2 forms of congenital long-QT syndrome, Physiol Meas., **23**, 4, pp.603〜614（2002）

42) Richardson P., et al.：Report of the 1995 World Health Organization/International Society and Federation of Cardiology Task Force on the definition and classification of cardiomyopathies, Circulation, **93**, p.841（1996）

43) Shiono J., Horigome H., Matsui A., Terada Y., Miyashita T., Keiji Tsukada.：Detection of repolarization abnormalities in patients with cardiomyopathy using current vector mapping technique on magnetocardiogram, Int. J. Cardiovasc Imaging, **19**, pp.163〜70（2003）

44) Fujino K., Sumi M., Saito K., Murakami M., Higuchi T., Nakaya Y., Mori H.：Magnetocardiograms of patients with left ventricular overloading recorded with a second-derivated SQUID gradiometer, J. Electrocardiol., **17**, pp.219〜228（1984）

45) Nakaya Y., Nomura M., Fujino K., Ishihara S., Mori Hirohoshi.：The T wave abnormality in the magnetocardiogram, Frontiers Med. Biol. Engng., **1**, pp.183〜192（1989）

46) Nomura M., Fujino K., Katayama M., Takeuchi A., Fukuda Y., Sumi M., Murakami M., et al.：Analysis of the T wave of the magnetocardiogram in patients with essential hypertension by means of isomagnetic and vector arrow maps, J. Electrocardiol., **21**, pp.174〜182（1998）

47) Horigome H., Tsukada K., Kandori A., Shiono J., Matsui A., Terada Y., Mitsui T.：Visualization of regional myocardial depolarization by tan-

gential component mapping on magnetocardiogram in children, Int. J. Cardiac. Imag., **15**, pp.331 〜 337 (1999)

48) 川崎富作：指趾の特異的落屑を伴う小児の急性熱性皮膚粘膜淋巴腺症候群，アレルギー，**16**, pp.178 〜 222 (1967)

49) Kawasaki T., Kosaka T., Okawa S., Shigematsu I., Yanagawa H.：A new infantile acute febrile mucocutaneus lymph node syndrome (MLNS) prevailing in Japan, Pediatrics., **54**, pp.271 〜 276 (1974)

50) Kato H., Koike S., Yamamoto M., Ito Y., Yano E.：Coronary aneurysms in infants and young children with acute febrile mucocutaneus lymph node syndrome, J. Pediatr., **86**, pp.892 〜 898 (1975)

51) Onouchi Z., Tomizawa N., Goto M., Nakata K., Fukuda M., Goto M.：Cardiac involvement and prognosis in acute mucocutaneus lymph node syndrome, Chest. **68**, pp.297 〜 301 (1975)

52) Shiraishi I., Onouchi Z., Hayano T., Hamaoka K., Kiyosawa N.：Asymptomatic myocardial infarction in Kawasaki disease：long-term prognosis, Pediatr. Cardiol., **12**, pp.78 〜 82 (1991)

53) Nakanishi T., Takao A., Kondoh C., Nakazawa M., Hiroe M., Matsumoto Y.：ECG findings after myocardial infarction in children after Kawasaki disease, Am. Heart J., **116**, pp.1028 〜 1033 (1988)

54) Fukushige J., Takahashi N., Ueda K., Hijii T., Igarashi H., Ohshima A.：Long-term outcome of coronary abnormalities in patients after Kawasaki disease, Pediatr. Cardiol., **17**, pp.71 〜 76 (1996)

55) Fukuda T., Akagi T., Ishibashi M., Inoue O., Sugimura T., Kato H.：Noninvasive evaluation of myocardial ischemia in Kawasaki disease：comparison between dipyridamole stress thallium imaging and exercise stress testing, Am. Heart J., **135**, pp.485 〜 487 (1998)

56) Kondo C., Hiroe M., Nakanishi T., Takao A.：Detection of coronary artery stenosis in children with Kawasaki disease：usefulness of pharmacologic stress ^{201}Tl myocardial tomography, Circulation., **80**, pp.615 〜 624 (1989)

57) Kato H., Ichinose E., Yoshioka F., Takechi T., Matsunaga S., Suzuki K., Rikitake N.：Fate of coronary aneurysms in Kawasaki disease：serial coronary angiography and long-term follow-up study, Am, J. Cardiol., **49**, pp.1758 〜 1766 (1982)

58) Kato H., Sugimura T., Akagi T., Sato n., Hashino K., Maeno Y., Kazue T., et al.：Long-term consequences of Kawasaki disease：a 10-to 21-year follow-up study of 594 patients. Circulation, **94**, pp.1379 〜 1385 (1996)

59) Shiono J., Horigome H., Matsui A., Terada Y., Watanabe S., Miyashita T., Tsukada K.：Evaluation of myocardial ischemia in Kawasaki disease using

an isointegral map on magnetocardiogram. Pacing Clin. Electrophysiol., **25**, pp.915～921 (2002)
60) Terada Y., Mitsui T., Sato M., Horigome H., Tsukada K.：Right ventricular volume unloading evaluated by tangential magnetocardiography, Jpn. J. Thorac. Cardiovasc. Surg., **48**, pp.16～23 (2000)
61) Feniti, R., Pesola K., Mäkijärvi M., et al. Nonfluoroscopic localization of an amagnetic catheter in a realistic torso phantom by magnetocardiographic and body surface potential mapping, Pacing Clin. Electrophysiol., **21** (Part II), pp.2485～2491 (1998)
62) Feniti R., Pesola K., Korhonen P., et al. Magnetocardiographic pacemapping for nonfluoroscopic localization of intracardiac electrophysiology catheters, Pacing Clin. Electrophysiol., **21** (Part II), pp.2492～2499 (1998)

5章 周産期における心磁図

本章では，心磁図の胎児への適用，すなわち胎児心磁図について解説する。

初めに，胎児心磁図の特徴，胎児の心臓発育，記録可能週数と正常値などの基本事項の解説の後に，胎児不整脈，胎児心拍数変動解析，胎児心肥大など，胎児心疾患や胎児心拍数モニタリングへの胎児心磁図の応用についての代表的な報告例・研究例を紹介する。さらに，今日の周産期医療の動向からみた胎児心磁図の将来の展望についても述べる。なお，本章の最後では胎児脳磁図の概略も簡単に解説する。

5.1　胎児心磁図とはなにか

■ 胎児心磁図の特徴

重症心奇形のみならず持続する頻拍，徐脈などは胎児心不全の原因となることがあり，重症な場合は胎児死亡に至る。しかし，遅滞なく的確に診断されれば，早期分娩誘発や経母体（経胎盤）薬剤投与などによって治療できるため，胎児心臓病の出生前診断は重要である。

従来，心奇形（心血管構造異常），心収縮性，血流動態などの診断にはおもに断層心エコーやドプラ心エコーが，胎児不整脈の診断にはMモード心エコーによる心房・心室壁運動解析[1]，ドプラ心エコーによる血流波形解析[2]，組織ドプラ[3]などが用いられてきた。近年，これらの超音波診断法はめざましく進歩し，胎児心臓病の管理に欠かせない手段として位置づけられている。

しかし，これらの手法で得られるのはいずれも機械的情報であり，電気生理

学的情報が含まれていないため，時間分解能に限界があるとともに，胎児不整脈の詳細な解析や電位に基づく心筋活動の評価には適していない．心電図診断の根幹をなす波形自体の記録ができないため，PQRST 波形，ST 偏位，QT 時間などは評価することができない．

これらの欠点を補うため，妊婦の腹壁に電極を貼って胎児の心電図波形を記録する腹壁心電図法が研究されてきた[4,5]．しかし，QRS のピークは検出できても P 波や T 波を安定して検出することは容易でない．その原因の一つは胎児心筋から出る電流は子宮内に限局しやすいこと，とくに妊娠 24 週から満期にかけて電気的絶縁体として作用する胎脂が発達するため，さらに胎児心電信号の検出が困難となることである[6]．もう一つは，母体腹壁表面の電極で計測するため，母体心臓から出て腹壁を通過する強い帰還電流に胎児心電信号がマスクされることである．母体心電信号を差分する方法などさまざまなデータ後処理法が開発され，ある程度の胎児心電図波形を記録することは可能となっているが，安定して PQRST 波形を記録できるには至っていない．

以上のような背景から，心磁図の胎児への応用が注目されてきた．胎児心磁図には以下のような利点がある[7,8]．

- 電極を貼らずに非接触（検出コイルを近づけるだけ）で計測できるため胎児に適用できる．
- 磁場は脂肪やその他いろいろな臓器，空気，水など周辺の性状に影響を受けづらく，信号のゆがみが少ないため，胎脂が発達しても計測できる．
- 信号強度は磁場源からの距離の二乗に反比例するため，胎児の心臓にセンサ・コイルを近づければ，母体心磁界の影響は減少する．双胎でもそれぞれの心臓にセンサを近づけることによって，別々の波形を記録することができる．
- 時間空間分解能が良好である．

以上のような利点があるにもかかわらず，胎児心磁図が臨床に十分普及しなかった理由は，その微弱な信号強度にある．地磁気が 10^{-5} T レベルであるのに対して成人・小児の心磁図は 10^{-10}〜10^{-11} T，胎児心磁図は 10^{-12} T レベル

5.1 胎児心磁図とはなにか

となるため，地磁気と比べても100万分の1以下の強度となる。病院内のさまざまな医療機器，周辺地域の電車や送電線などが発する磁気雑音の混入も無視できない。

したがって胎児心磁図の計測には専用磁気シールドルーム，超高感度SQUID，微分コイルの使用が不可欠である。微分コイルは検出コイルと補償コイルの組み合わせからなり，地磁気などの遠方磁場源由来の磁場は均質な信号として二つのコイル間で相殺され，近くの心臓由来の磁場のみを検出できるように設計されている[9]。

■ 胎児の心臓の発育[10〜12]

ヒトの心臓は胎生18日ごろ，中胚葉から発生し始め，胎生第3週には心臓の拍動が認められる。胎生第3週は妊娠5週に相当するが，実際，妊娠5〜6週には経腟プローブを用いた超音波断層像で胎児の心拍動を認め始めることが多い。胎生第5週（妊娠7週）にはほぼ2心房2心室の形状になり（図5.1），妊娠週数の判定が正しく，かつ流産でなければ，超音波断層像で胎児の心拍動が必ず認められる。胎生3週（妊娠5週）ごろからは大動脈と肺動脈の分化が始まる。妊娠8週ごろには心臓の形成がほぼ完了するが，一部の心奇形の形成は完了していないともいわれている。

心拍動が開始する時期にはペースメーカは原始心房にある。このころは心房

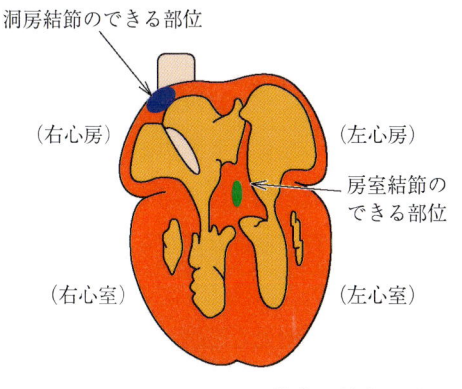

房室弁（僧帽弁，三尖弁）は発生中であり，心房中隔，心室中隔の形成も完了していない。洞房結節，房室結節はこの後，作られていく。

図5.1　胎生5週ごろの胎児の心臓

と心室は興奮の伝達の点では連続している。やがて，ペースメーカは静脈洞に移り，静脈洞の右側壁の細胞はやがては右心房に組み込まれて，洞房結節（洞結節）となる。静脈洞の左側壁の細胞は心房中隔基部から心室付近に組み込まれ，房室結節と His 束になる。胎生第 5 週（妊娠 7 週）に心臓の 4 室が形成されるころ，心外膜からの結合組織が発生して心房筋と心室筋を隔離するように発達し始め，最終的には房室結節が心房筋と心室筋の間の唯一の興奮の伝達ができる部位となる。

洞房結節や房室結節はやがて交感神経，副交感神経の支配を受けるようになる。しかし，刺激伝導系の組織学的な分化は完成せず，出生前のみならず出生後も継続する。このことは胎児の不整脈の病態にも現れる。

例えば，初めは刺激伝導系の不応期に入ってしまって現れなかった異所性の興奮が，心臓の発育に伴って不応期に入らなくなり，期外収縮として妊娠週数の進行につれて現れることがある。また，全身性エリテマトーデスや関節リウマチを合併した母体の自己抗体が胎児に移行し，房室結節の発達を抑制して房室ブロックを生じることがある。妊娠初期には正常心拍数であった胎児が妊娠後期に突然，完全房室ブロックを発症する病因の一つであるとされる。

また，胎児不整脈の一部は出生後に無治療で自然消失することがある。とくに期外収縮にはこの傾向が強く，出生時の期外収縮の 9 割は生後 1 年以内に消失する。胎児の刺激伝導系に対する自律神経系の支配の様態も変化する。胎児では副交感神経優位とされ，低酸素に対する胎児の反応は心拍数の減少の形で現れる。これらの反応は妊娠後期ほどダイナミックに現れる。

これらの胎児の心臓，とくに刺激伝導系の発育を考慮すると，胎児心磁図による胎児の心臓の電気的活動の評価は，妊娠期間中に 1 回で終わるべきものではなく，妊娠週数の進行につれて経時的に行わなければならないといえる。

■ 胎児心磁図は妊娠何週から計測可能か

（1）**胎児心磁図の計測に与える要素**　　胎児心磁図が記録できるかには，以下に示すようにさまざまな要素が関連している。

5.1 胎児心磁図とはなにか

- **妊娠週数** 妊娠週数が進むほど，胎児の心臓の発育が進み，より大きな心磁図信号が得られる。
- **胎児の心臓とセンサの間の距離** 胎児の心臓とセンサの距離が近いほどより大きな信号が得られる。
- **信号対雑音比** 胎児心磁図の信号対雑音比が大きいほど良好な記録が得られる。良好な信号対雑音比を得るには，雑音のレベルを下げる必要がある。心磁計の近くにある医療機器は，たとえシールドルームの外であっても，少ないほうがよい。計測室の近くの人通りが頻繁でないほうがよい。計測室の近くでのベッドや大型の機器の移動，エレベータの移動などは，好ましくない。
- **胎児心磁図の目的** 胎児心磁図によってどのような情報を得ようとするかも重要な要素である。生波形でP，QRS，T，すべての棘波の同定が必要である場合の条件が最も厳しい。胎児心磁図ではQRS波の振幅は大きいが，P波，T波は小さい。QRS波の検出のみでよい場合や，加算平均を行った波形で十分であるならば，条件はかなり緩和される。
- **計測経験** 前述のように心磁計の設置された環境条件によって信号対雑音比は大きく変わる。また，超音波診断装置が近くにあれば，胎児心臓位置の確認がしやすくなり，計測にかなり有利である。胎児心磁図の計測経験が増えれば，その病院・診療所の環境におけるそれぞれの対応が可能になり，測定可能な妊娠週数は明らかに若くなる。最後に重要なことは，新しい医療機器に共通にみられることであるが，計測に携わる医療関係者の熱意である。

（2）さまざまな報告からみた胎児心磁図の記録可能な妊娠週数 フィンランドのグループの初期の報告[13]でも，胎児心磁図の記録は妊娠28週から可能であるとされている。さまざまなグループからの報告をレビューすると，測定可能な妊娠週数は年ごとに若くなっている。

1999年のLeutholdら[14]の報告によれば，妊娠27週以降であれば，加算平均心磁図においてP波，QRS波の同定が可能であるが，妊娠21週では心磁図の棘波成分の検出率は50％以下である。2000年のHorigomeら[15]の報告では，20〜40週の胎児において，生波形でのQRS波の検出率は85％，P波，T波の検出率はそれぞれ68％，43％である。最近では，Van Leeuwenら[16]は，妊娠17週から妊娠42週で，加算平均心磁図ならば90％以上の検出率で，

それぞれの棘波が検出できると報告している。

ただし，その他の報告を含めても，妊娠 10 週台の実際の胎児心磁図の記録例はほとんど掲載されていない。妊娠 10 週台で本当に胎児心磁図を計測できるのかはまだ検討の余地がある。

Kandori ら[17]は，実際の計測データを基に理論計算を行い，妊娠 22 週以降で胎児の心臓とセンサの間の距離が 50 mm 以内であれば，胎児心磁図信号を検出できると報告している。彼らはまた，1 pT 以上の胎児心磁図信号が必要であるならば，妊娠 25 週では胎児の心臓とセンサの距離が 50 mm，妊娠 35 週では 80 mm であればよいとしている。

以上より総合すると，妊娠 30 週以降であればほぼ確実に，妊娠 20 週台は胎児の位置や姿勢が好ましい状態にあるときには，診断に有用な胎児心磁図の記録が可能であるといえる。

5.2 胎児心磁図の時間指標の正常値

胎児では心臓・心筋のサイズや刺激伝導系が発達過程にあるため，胎児心磁図診断のためには妊娠週数に応じた正常値の設定が必要である。診断の基本となるのは PR，QRS，QT 時間などの**時間指標**（cardiac time intervals）である。1990 年代半ばから 2001 年にかけて数施設から正常値が報告された[14,15,18,19]。図 5.2 に筑波大学附属病院で計測した結果を示す。

2002 年には Twente 大学，Bochum 生体磁気研究センター，Erlangen 大学，Friedrich-Schiller 大学，筑波大学が参加して 16 〜 42 週の正常胎児 582 例を対象とした多施設共同研究の結果が発表された[20]。この多施設研究の結果によれば，各施設で用いている SQUID 磁束計の機種や測定方法によって多少のばらつきがみられるものの，表 5.1 のような PR，QRS，QT 時間の標準値が得られた。

PR 時間は妊娠 20 週で平均 100 ms（ミリ秒），40 週で平均 110 ms で，妊娠週数の進行に伴ってわずかに延長するものの有意な変動はない。分娩時に胎児

5.2 胎児心磁図の時間指標の正常値

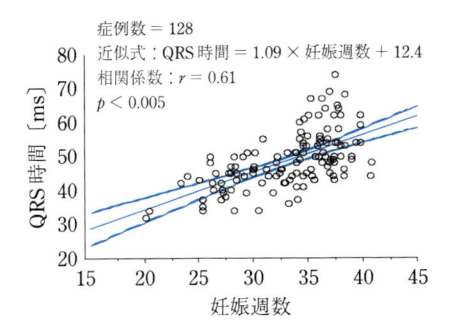

症例数 = 128
近似式：QRS 時間 = 1.09 × 妊娠週数 + 12.4
相関係数：$r = 0.61$
$p < 0.005$

筑波大学附属病院で測定した在胎 20〜40 週の正常胎児の妊娠週数と QRS 時間の関係を示す。妊娠週数の進行に伴って QRS 時間は有意に増加し，心筋 mass の増大を反映している[15]。

（a）妊娠週数と QRS 時間の関係

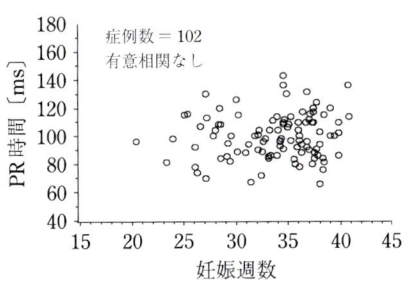

症例数 = 102
有意相関なし

筑波大学附属病院で測定した在胎 20〜40 週の正常胎児の妊娠週数と PR 時間の関係を示す。妊娠週数の進行に伴って PR 時間はわずかに延長するが有意な変化ではない[15]。

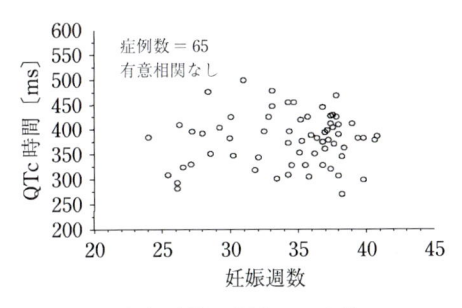

（b）妊娠週数と PR 時間の関係

症例数 = 65
有意相関なし

筑波大学附属病院で測定した在胎 23〜40 週の正常胎児の妊娠週数と QTc 時間（$QT/\sqrt{RR}$）の関係を示す。妊娠週数が進行しても QTc 時間に有意な変化はない[15]。

（c）妊娠週数と QTc 時間の関係

図 5.2

の頭部へ電極を装着して記録した心電図や流早産児の出生直後の計測でもほぼ同等の値が得られている[21,22]。QRS 時間は妊娠 20 週で平均 35 ms，40 週で平均 50 ms である。腹壁誘導心電図を用いて計測した報告は少ないが，ほぼ同等の QRS 時間が得られている[23]。QRS 時間は心室筋量の増加を反映して妊娠週数との間に有意な正の相関がある。逆に QRS 時間から出生体重を予測でき

表 5.1

(a) 胎児心磁図による標準 PR, QRS, QT, QTc 時間[20]
    (妊娠週数による各指標の平均値)

PR 時間〔ms〕＝87.6 ＋ 0.57 × 妊娠週数
QRS 時間〔ms〕＝19.2 ＋ 0.87 × 妊娠週数
QT 時間〔ms〕＝199 ＋ 1.27 × 妊娠週数
QTc 時間〔ms〕＝326 ＋ 0.002 × 妊娠週数

(b) 胎児心磁図による PR, QRS, QT, QTc 時間の
    標準値（平均±標準誤差）[20]

	妊娠 20 週	妊娠 30 週	妊娠 40 週
PR 時間〔ms〕	99±6	105±7	110±9
QRS 時間〔ms〕	37±3	45±3	54±4
QT 時間〔ms〕	224±14	237±17	250±19
QTc 時間（平均）〔ms〕	366	386	406

るという興味ある結果も得られている。QT 時間は妊娠 20 週で平均 220（350）ms（カッコ内は Bazett の補正式による $QT_c：QT_c=QT/\sqrt{RR}$），40 週で平均 250（380）ms である。QT 時間計測の応用として重要な先天性 QT 延長症候群の診断については後述する。

5.3　胎児不整脈の診断

5.3.1　期 外 収 縮

　胎児不整脈は全妊娠の 1～3％に認められるが，その 90％が治療を必要としない上室性または心室性期外収縮である。上室性/心室性の比はおよそ 5：1～10：1 で上室性が多い[1,24]。期外収縮の診断は胎児心エコーによる心房・心室壁運動やドプラ血流解析で可能であるが，上室性と心室性の鑑別は必ずしも容易でない。胎児心磁図を用いれば QRS 波形自体を記録できるため，上室性と心室性の鑑別はもとより，単源性と多源性の鑑別や上室性期外収縮の変行伝導，R on T の有無など精度の高い解析が可能となる[25,26]。上室性/心室性期外収縮の胎児心磁図診断例を図 5.3 ～ 図 5.5 に示す。

5.3 胎児不整脈の診断

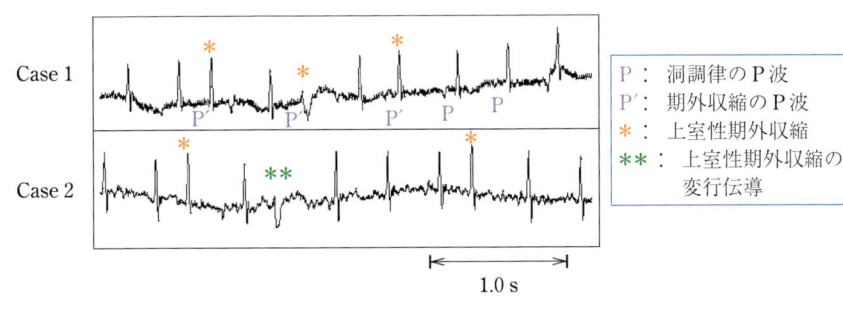

```
P  ： 洞調律のP波
P' ： 期外収縮のP波
*  ： 上室性期外収縮
** ： 上室性期外収縮の
      変行伝導
```

期外収縮は narrow QRS で上室性であることがわかる[25]。

図 5.3　上室性期外収縮の胎児心磁図

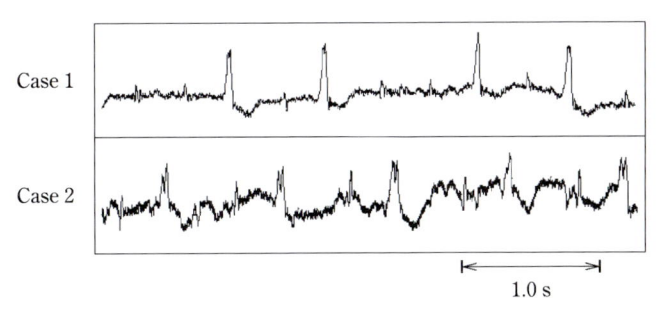

期外収縮の QRS は幅広く，高振幅で陰性 T 波を伴い単源性心室性期外収縮であることがわかる[25]。

図 5.4　心室性期外収縮の胎児心磁図

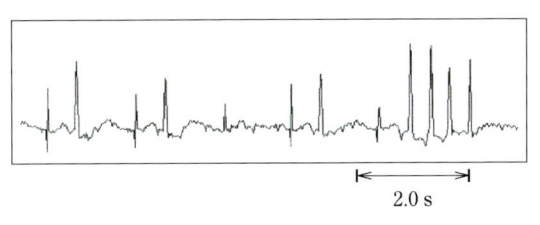

心室性期外収縮に続き，右側に rate 172/分の 4 連発のショートランがみられる。胎児心磁図では QRS 波形自体から期外収縮の特徴を診断することができるがわかる[7]。

図 5.5　心室性期外収縮・ショートランの胎児心磁図

5.3.2 頻脈性不整脈

胎児頻拍症は180拍/分以上（または200拍/分以上）の心拍数の持続と定義されているが，胎児心不全をきたしやすいのは230拍/分以上が持続した場合であり，320拍/分に達することもある。妊娠28〜30週に発症することが多いが，20週以前でも報告されている[24]。その約3/4は1：1房室伝導を示す上室性頻拍症，1/4が心房粗動であり，心室頻拍と接合部性頻拍の頻度は約1〜3％と低い[27]。

1：1伝導上室性頻拍症は，さらにshort RP′頻拍（RP′/P′R＜1）とlong RP′頻拍（RP′/P′R＞1）とに分けられる。short RP′頻拍には房室リエントリー性頻拍（AVRT，いわゆるWPW症候群）と通常型（slow-fast）房室結節リエントリー性頻拍（AVNRT）が含まれるが，AVNRTは胎児期にはまれである[28]。WPW症候群の中で胎児期に上室性頻拍症を起こして胎児心不全をきたすのは左側副伝導路の症例に多いことも知られている[29]。

long RP′頻拍（RP′/P′R＜1）には異所性心房頻拍（EAT：ectopic atrial tachycardia），PJRT（permanent form of junctional reciprocating tachycardia）[30]，非通常型（fast-slow）房室結節リエントリー性頻拍（AVNRT）および洞性頻脈が含まれるが，AVNRTはほとんどない[31]（図5.6）。

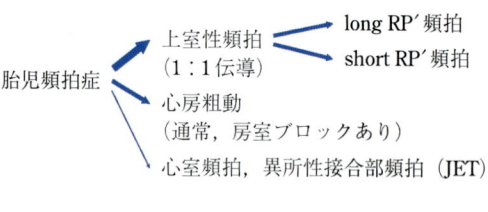

図5.6 胎児頻拍症の鑑別診断

5.3 胎児不整脈の診断

胎児心磁図を用いると正確な RP′, P′R 時間を測定できるのみならず, P 波, QRS 波形自体を記録できるため, 異所性心房頻拍の P 波[31,32], 心房粗動の F 波[33,34], WPW 症候群のデルタ波[35〜38]なども認識でき, 詳細な頻拍症の鑑別診断が可能となる。WPW 症候群の副伝導路が左側にあるか右側にあるか推定できることもある[36]。また, 頻拍の開始・停止機序の解析, 胎動や自律神経活動との関連の解析なども可能である[39]。近年, ジギタリスのみならず, フレカイニド, ソタロール, アミオダロンなどさまざまな抗不整脈薬の胎児頻拍症に対する有効性が確認され, 胎児心磁図を用いた詳細な診断は薬剤の選択と効果判定に重要な情報を提供すると考えられる[24]。

WPW 症候群（図 5.7）, long RP′ 頻拍とその開始時点, 心房粗動の胎児心磁図診断例をそれぞれ図 5.8 と図 5.9 に示す。

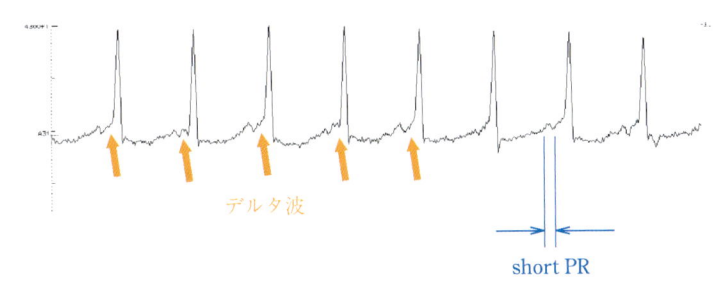

頻拍発作を繰り返した胎児の非発作時の胎児心磁図。デルタ波と PR 短縮がみられ, WPW 症候群と診断できる。ジゴキシンを母体経由で投与した結果, 頻拍発作は起きなくなった。

図 5.7　WPW 症候群の胎児心磁図

■ WPW 症 候 群

WPW 症候群は, 心房と心室の間に, 房室結節を挟まない興奮伝導の側副伝導路をもつことによって生じる。正常では必ず存在する房室結節での興奮伝導の遅れを欠くことになり, 心電図では PR 間隔の短縮, 幅広い QRS 波, デルタ波と呼ばれるなだらかな QRS 波の立ち上がりが観察される。

心拍数が正常範囲にある場合には特別な症状が現れることはないが, 例えば, なんらかの誘因によって興奮が側副伝導路を短絡あるいは逆行するように

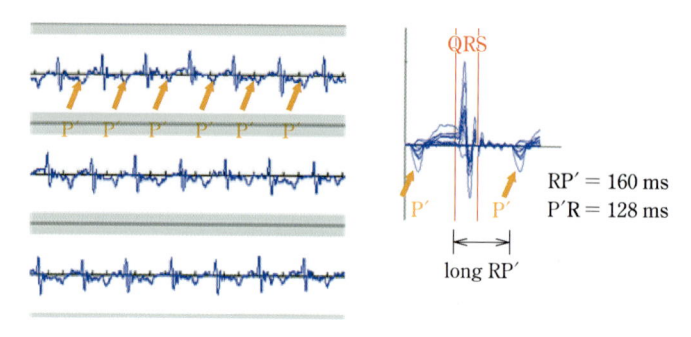

（a）1チャネル波形　　　（b）12チャネル波形重ね合わせ

頻拍発作中の胎児心磁図。RP′/P′R＞1であり，long RP′頻拍と診断できる。ソタロールを経母体経由で投与した結果，頻拍発作は停止した。出生後の心電図でもRP′，P′R時間ともにほぼ同じ値を示し，long RP′頻拍の一つである異所性心房頻拍と診断された[31]。

図5.8　long RP′頻拍の胎児心磁図

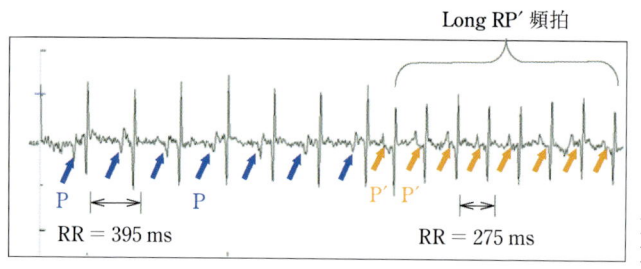

8拍目のP′波が早いタイミング（140 ms間隔）で出現し，RP′/P′R＞1のLong RP′頻拍が始まっていることがわかる。
頻拍中のP波形は洞調律時と異なることが明瞭に記録されている。

図5.9　long RP′頻拍の胎児心磁図（Wisconsin大学，Wakai教授提供）

なると，房室結節を挟む正常の刺激伝導路と側副伝導路の間で周回回路を形成するようになり，上室性頻拍発作を生じることになる。

図5.10は胎児の発作性の頻脈を理由に紹介された胎児WPW症候群の妊娠32週および妊娠35週の胎児心磁図である[35]。胎児心エコーでは発作性に10〜30秒持続する220〜240拍/分の胎児頻脈が観察された。胎児心磁図では，胎児の心拍数は正常範囲であったが，加算平均心磁図ではPR短縮，幅広いQRS，なだらかなQRS波の立ち上がり（デルタ波）を認め，WPW症候群

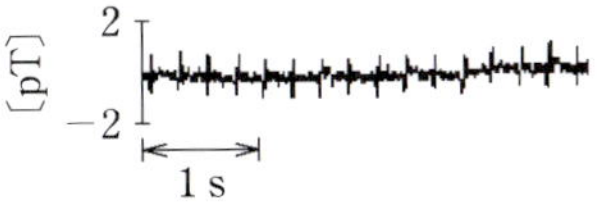

5.3 胎児不整脈の診断

(a) 妊娠 32 週の頻拍発作時の胎児心磁図

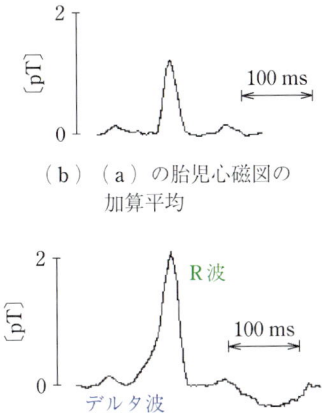

(b) (a) の胎児心磁図の加算平均

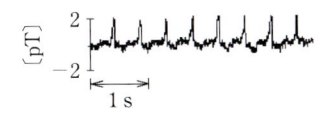

(c) 妊娠 35 週の胎児心磁図

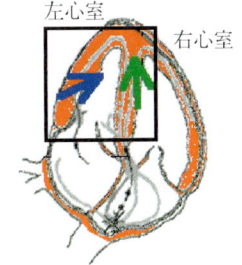

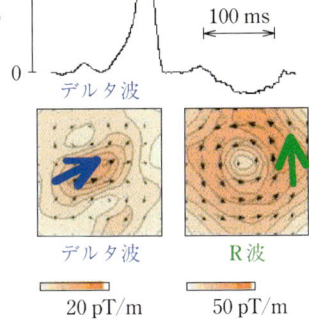

(d) (c) の胎児心磁図の加算平均およびデルタ波付近と R 波付近の電流アローマップ

(e) (d) で得られた電流アローマップの電流ベクトルを心臓の模式図に重ねて描いた図

それぞれの電流ベクトルの位置は，左心室側の側副伝導路と His 束の位置にそれぞれよく一致している。

図 5.10 WPW 症候群の胎児心磁図

による上室性頻脈と診断した。

この症例ではさらに電流アロー図を作成したところ[36]，デルタ波の電流アローと R 波の電流アローがほぼ直交した。この事実から側副伝導路は胎児の左心室内にある Type A の WPW 症候群であることが診断できた。本症例では胎内治療として母体にプロプラノロールを投与し，胎児は数日で正常心拍に復した。以後，分娩までプロプラノロールを投与し続け，妊娠 39 週にて経腟分娩にて出生した。

■ 心房細動，心房粗動

本来は刺激伝導系のスタート地点は洞房結節であるが，胎児の心房内に複数

の興奮の開始点が存在するために生じる頻脈性の不整脈が**心房細動**である．また，心房内になんらかの周回回路が形成されているために，興奮が周回回路内を旋回して生じる頻脈性の不整脈が**心房粗動**である．どちらも，通常は房室結節を通過する際には過剰の興奮は房室結節の不応期に入るためにブロックされ，胎児の心室の収縮回数は正常心拍数あるいは正常心拍数を少々上回る心拍

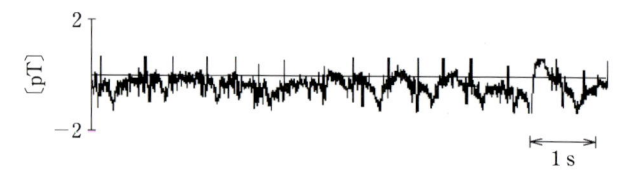

（a） 妊娠31週の胎児心磁図

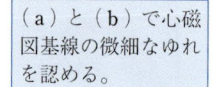

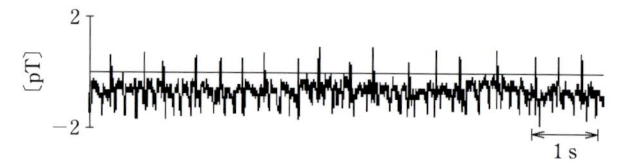

（a）と（b）で心磁図基線の微細なゆれを認める．

（b） 妊娠35週の胎児心磁図

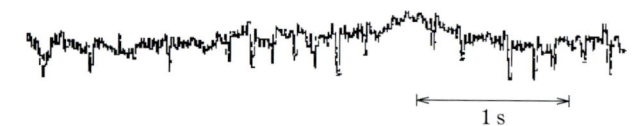

（c） 信号処理により（b）の胎児心磁図から胎児のQRS波を除去したもの

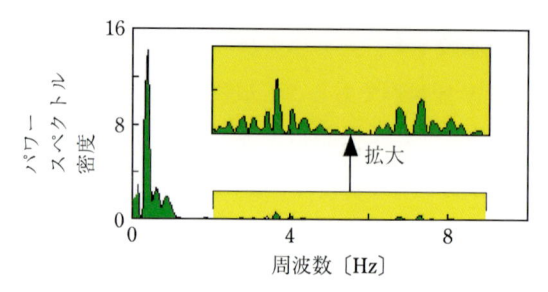

スペクトルは2〜9 Hzに広く分布している．

（d） （c）を高速フーリエ変換してスペクトラムを計算したもの

図5.11

5.3 胎児不整脈の診断

数で落ち着くことが多い。

　図 5.11 は妊娠 31 週および妊娠 35 週に記録された胎児心房細動の心磁図である[33,34]）。本症例は胎児の心拍のリズム不整から紹介され，胎児心エコーでは心房粗動と診断されていた例である。心磁図では基線に細かい細動波を認め，2〜3：1 の房室伝導を認めた。この症例では，同意が得られなかったために胎内治療は行われず，妊娠 39 週で経腟分娩となった。出生後にジギタリス製剤とプロプラノロールの投与が行われ，問題なく成長している。

　図 5.12 は心臓腫瘍が原因と考えられた心房粗動の妊娠 41 週の胎児心磁図である[40,41]）。本症例は，妊娠 41 週になって胎児の頻脈性不整脈を理由に紹介さ

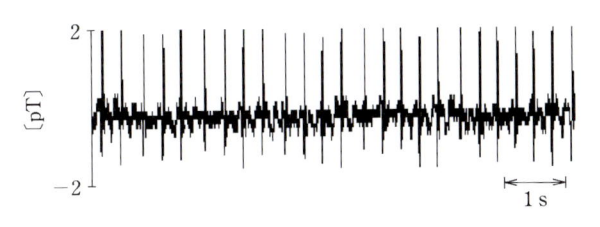

（a）妊娠 41 週の胎児心磁図

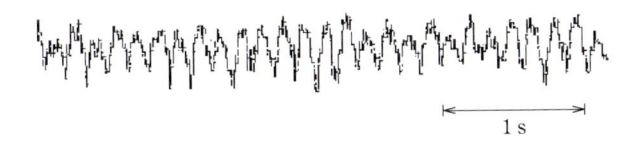

（b）信号処理により（a）の胎児心磁図から胎児の QRS 波を除去したもの

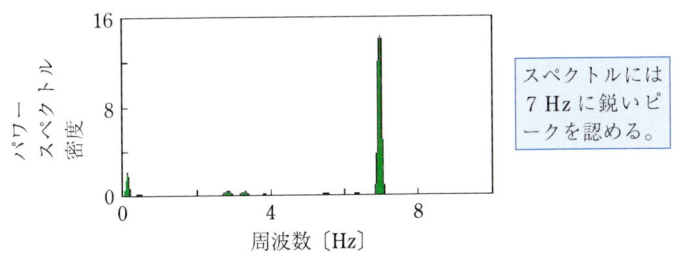

スペクトルには 7 Hz に鋭いピークを認める。

（c）（b）を高速フーリエ変換してスペクトラムを計算したもの

図 5.12

れたものである。胎児の心室の収縮回数は160〜200拍/分と正常上限をやや上回る程度であったが，心房の収縮は400拍/分にせまる回数であった。心磁図では鋸歯状の基線変動と2：1の房室伝導を認めた。本症例は分娩停止に至ったため，帝王切開術による分娩となった。胎児の頻脈は，生後数時間で自然に解消し正常心拍に復した。なお，この症例においては経腟分娩を試みている過程で胎児頭部に装着した児頭電極を用いて直接胎児心電図の記録を行い，胎児心磁図と胎児心電図が一致することを見出している。心臓腫瘍には増大傾向はなく，血流路の障害もみられないため，本症例は経過観察されている。

　これらの2症例の胎児心磁図に対しては，さらに信号処理を加えて心房細動と心房粗動の鑑別診断を試みている[34]。胎児の加算平均心磁図から胎児心磁図のQRS波のテンプレートを作成し，それを胎児心磁図から減算することによって胎児の心房のみの心磁図を残した。

　それらの波形に対して高速フーリエ変換法によって周波数解析を行ったところ，図5.11の症例では2〜9Hzに広く分布するスペクトルが得られた。図5.12の症例で7Hzに単峰性の分布をもつスペクトルが得られた。これは，心房細動では複数の独立した興奮の開始点があるために，広い周波数成分のスペクトルが得られたのに対し，心房粗動では興奮が心房内の周回回路を旋回することによって，その周波数成分に相当する単一のピークが得られたと考えられる。

　一般に胎児の心房細動は出生前診断が難しいために，発症頻度はきわめてまれであると信じられていた。実際，文献検索を行っても胎児の心房細動の報告はほとんどなく，頻度は不明である。しかしながら，胎児心磁図とその信号処理を行えば，心房細動と心房粗動の鑑別診断が可能である。胎児の心房細動の頻度は意外に高いかもしれない。

5.3.3　徐脈性不整脈

　100拍/分未満の心拍数が持続するのが胎児徐脈である。その内訳は約70％が先天性房室ブロック，25％が洞性徐脈で，予後不良の経過を示すことが少

なくないため，その鑑別診断と管理が重要である．先天性完全房室ブロックの原因としては，母体の膠原病/自己抗体（抗SSA抗体）に関連したものと修正大血管転位症・多脾症候群に代表される解剖学的な房室伝導ブロックによるものが半々である[24,42,43]．

洞性徐脈では，とくに先天性QT延長症候群（long QT，略してLQT）と洞不全症候群の可能性を念頭に置く必要がある[44,45]．胎児心磁図はQT時間そのものを測定できるため，long QTの胎児診断においてきわめて有力である．家族性洞不全症候群はlong QT 3やBrugada症候群と同様に*SCN 5 A*遺伝子変異との関連が疑われている[46]．房室ブロックを伴う上室性二段脈/三段脈も，ときに70拍/分に達する徐脈を呈し，徐脈の鑑別診断において重要であるが，持続時間は長くても数時間で，予後良好で治療は必要ない（図5.13）．胎児心磁図を用いるとこれらの胎児徐脈の鑑別診断が容易となるばかりでなく，複数の不整脈が混在する場合でも正確な診断が可能となる[42,43]．

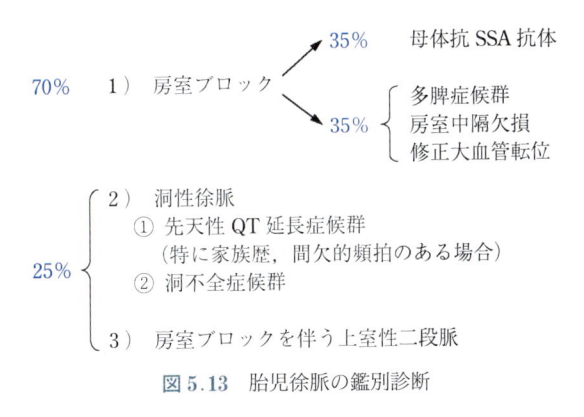

```
              35%  母体抗SSA抗体
70%  1）房室ブロック
              35% ┌ 多脾症候群
                  │ 房室中隔欠損
                  └ 修正大血管転位

        ┌ 2）洞性徐脈
        │     ① 先天性QT延長症候群
25% ────┤        （特に家族歴，間欠的頻拍のある場合）
        │     ② 洞不全症候群
        └ 3）房室ブロックを伴う上室性二段脈
```

図5.13　胎児徐脈の鑑別診断

■ 先天性QT延長症候群

先天性QT延長症候群（LQT）は心筋細胞のイオンチャネル異常が原因で心室頻拍などの不整脈をきたし，失神や突然死をきたす遺伝性の疾患である．最近，剖検をしても原因がわからない子宮内胎児死亡の一部はLQTであることを裏付ける報告が増えている[47,48]．

胎児期に心エコーで洞性徐脈，間欠的な心室頻拍や房室ブロックと診断され

てLQTを疑われることがある[49,50]が，胎児心磁図を用いるとQT時間の延長そのものからLQTを出生前診断することが可能である[51~56]。胎児心磁図所見に基づいて出生前治療され救命できた症例も報告されている[54]。心室頻拍や房室ブロックの合併がなくても持続的な洞性徐脈を呈する場合はLQTの可能性があるため，胎児心磁図によるQT時間の測定が有用である。胎児心磁図を用いると洞調律時のQT時間の延長以外にLQTに特徴的な **torsade de pointes**（torsades de pointesと書くこともある）や機能的房室ブロックを記録することができる[54]。

LQTの遺伝子型と心電図上の表現型は相関があり，心電図のT波形状からLQT1～LQT3をある程度鑑別できることが知られている[57]。胎児心磁図でもT波が明瞭に記録されれば同様の鑑別ができる可能性があるが，胎児期のT波は低振幅で[58]，その検出率もP，QRSに比べて低いため[15,18]，今のところT波形に基づいたLQTの遺伝子型の出生前診断の報告はない。胎児心磁図によるLQTの洞調律波形（出生後の心電図との比較を含む），torsade de pointesの胎児心磁図波形を図5.14，図5.15に示す。

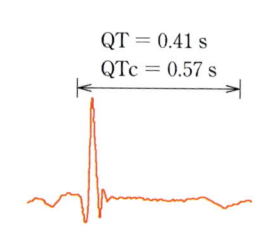

QT = 0.41 s
QTc = 0.57 s

妊娠37週の胎児心磁図

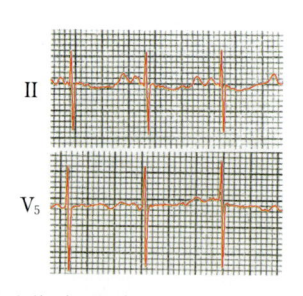

出生後（日齢1）の心電図
出生後の遺伝子解析：KCNQ1変異，exon 7，C1022T（A341V）

母親が先天性QT延長症候群と診断されていた。胎児期から徐脈を指摘されたため胎児心磁図を施行したところ，洞調律時の波形でQT延長が証明された。胎児期に心室頻拍や房室ブロックは合併しなかった。出生後の心電図でQT延長が確認され，T波形も胎児心磁図と類似している。遺伝子検査で*KCNQ1*の変異が認められた[51]。

図5.14 先天性QT延長症候群の胎児心磁図

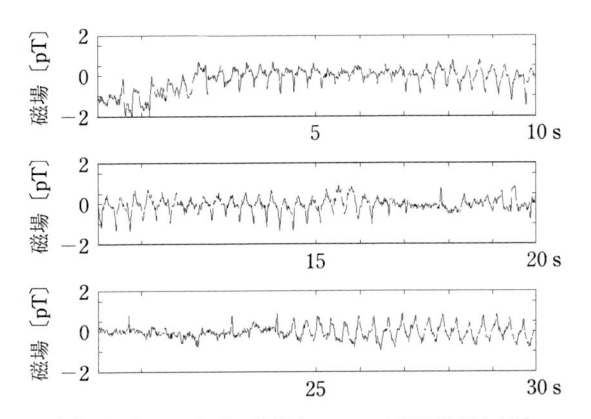

家族歴はなかったが，胎児心エコーで洞性徐脈と間欠的心室頻拍，房室ブロックが認められた。胎児心磁図で周期的に極性が変動する典型的な torsade de pointes が記録された。プロプラノロール，リドカイン，メキシチール，マグネシウムを経母体投与した結果，心室頻拍は停止した。早期に分娩を誘発して日齢1にペースメーカ植込み術を行い救命できた。

図 5.15 先天性 QT 延長症候群に伴う torsade de pointes の胎児心磁図

■ 完全房室ブロック

房室ブロックは，房室結節における興奮の伝導の遅れ，あるいは途絶により，心室の収縮回数が減少し，最終的には心室自体の自動能にしたがって収縮するようになる病態である。また，房室結節における刺激伝導が完全に途絶した完全房室ブロックの例においては，心室の拍数が極端に遅い場合には胎児心不全を発症することや，torsade de pointes のような発作性の致死的頻拍発作を生じることがあり，これらの場合にはおおむね胎児や新生児の予後は不良である。

図 5.16 は完全房室ブロックの妊娠 32 週の胎児心磁図である[59]。妊娠 29 週の妊婦健診において，突然，胎児の 56〜60 拍/分の徐脈が発見された。

胎児心エコー検査では胎児の心奇形はなく，120〜150 拍/分程度の正常な心房の収縮とまったく独立の 56〜60 拍/分の心室収縮，さらに心拡大を認めた。母体の血液検査ではごく軽度の抗体価の SSA 抗体，抗核抗体，リウマト

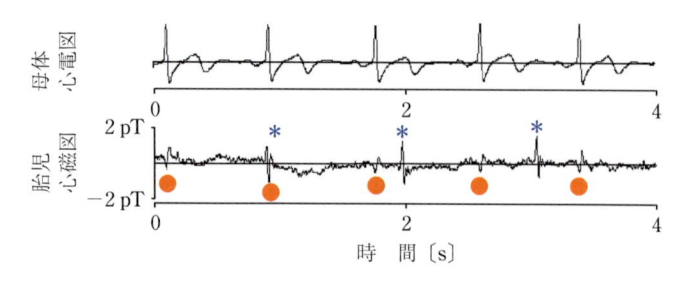

胎児心磁図中の赤●は母体心電図と一致するので，母体の心臓による心磁図が混入していることがわかる。紫＊は母体の心電図とは独立で現れている胎児のQRS波による棘波。

図 5.16　妊娠 32 週の完全房室ブロックの胎児心磁図と同時に記録された母体の心電図

イド因子を認めた。胎児心磁図では母体の心磁図によるQRS波とまったく独立のQRS波のピークを認めた。

また，超音波ガイド下に胎児の肩と臀部に針筋電図用電極を挿入することによって，胎児の直接心電図も記録したが，その心電図波形は胎児心磁図波形と一致するものであった。本症例では，毎週，胎児心磁図の記録を行ったが所見の変化はなく，妊娠 37 週に経腟分娩にて出生した。しばらくの経過観察の後，ペースメーカの植込みが行われた。

図 5.17 は突然の胎児徐脈で発見された完全房室ブロックの妊娠 32 週の胎児心磁図である[43]。

本症例では，胎児心エコーでは心奇形はなく，母体の血液検査では自己抗体は陰性であった。胎児心エコーで全く独立の心房と心室の収縮が記録され，完全房室ブロックと診断された。胎児心磁図では特異な所見が見出された。胎児のQRS波形で振幅の大きなものと振幅の小さなものの 2 種類があり，それぞれ別々に加算平均したところ，両方の加算平均心磁図波形は異なり，さらには電流アロー図の形状も異なっていた。複数の心室内のペースメーカの存在が示唆された。また，加算平均心磁図でQRS波とT波は同定できたが，P波のあるべき位置に棘波は認めなかった。これは，心房の電気的活動であるP波と心室の電気的活動であるQRS波がまったく独立に生じているために，R波ト

QRS波に高振幅のもの（H）と低振幅のもの（L）を認める。

（a）　妊娠32週の完全房室ブロックの胎児心磁図

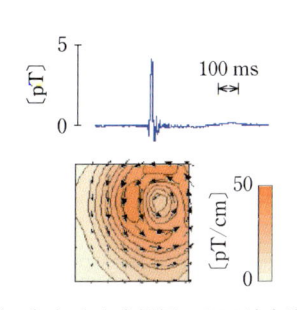

（b）（a）から高振幅のQRS波を取り出して加算平均したもの（上図）とR波のピークにおける電流アローマップ

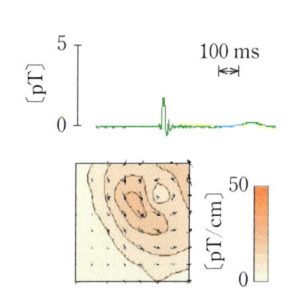

（c）（a）から低振幅のQRS波を取り出して加算平均したもの（上図）とR波のピークにおける電流アローマップ

図 5.17

リガの加算平均ではP波が失われたためである。また，本症例においては，発作性の頻脈の発見を目的として20分間にわたる胎児心磁図の記録も数回行ったが，頻脈発作は見出されなかった。妊娠38週に経腟分娩にて出生し，生後2日目にペースメーカの植込みが行われた。

5.4　心磁図による胎児心拍変動解析

■ 心拍数変動を解析する意義[60]

ヒトの心拍数の変動は，生理学的にも臨床医学的にも広く興味をもたれている現象である。ヒトの心筋細胞を単離し，培養液内で培養すると，それぞれの細胞が一定の周期をもって収縮する。このような自動能をもつ心筋細胞ではあるが，細胞の興奮を引き起こす別の刺激が自動能よりも短い周期で与えられるとその周期に合わせて拍動する。ヒトの心臓のそれぞれの細胞を協調的に，か

つ効率良く拍動させるために存在しているのが，洞房結節，心房，房室結節，His束，右脚・左脚，プルキンエ線維と連なる刺激伝導系である。

洞房結節には，交感神経と副交感神経が分布し，自律神経中枢からの指令により心拍数を変動させる。すなわち，心拍数の変動をもとに**自律神経活動**をうかがうことができるわけである。

研究手法としては，数分間から24時間までの適当な期間の心電図を連続記録し，その心電図のそれぞれの心拍毎のR波とR波の間隔（RR間隔）を計測し，その変動をなんらかの指標によって評価する。あるいは，各心拍ごとのRR間隔を単位時間当りの心拍数（瞬時心拍数）に換算計算し，そちらの変動で評価することもあるが，本質的には同じである。

得られたデータに対しては，さまざまな処理手法による解析が行われている。大別すれば，時間領域で解析するか，周波数領域で解析するかである。よく知られているのは高速フーリエ変換法などのスペクトル計算アルゴリズムによって周波数領域の指標に換算して検討する方法である。

このとき，心拍変動のスペクトルはおおむね$0 \sim 0.5\,\mathrm{Hz}$の範囲に分布する。交感神経系の伝達物質であるアドレナリンと副交感神経系の伝達物質であるアセチルコリンがそれぞれの受容体に結合したときの細胞内でのプロセスの差異のために，副交感神経系は交感神経よりも速い変化に追随できる。一般には$0.04 \sim 0.15\,\mathrm{Hz}$の成分には交感神経と副交感神経の両方が，$0.15\,\mathrm{Hz}$以上の成分には副交感神経が関与すると考えられている。したがって，胎児においても，心拍数変動の解析によって自律神経系の活動をモニタする新しい健康指標を確立できる可能性がある。

■ 今日の胎児心拍数モニタリング

現在の産科臨床の場では，胎児心拍数と母体の子宮収縮を同時に記録するカルジオトコグラフ（分娩監視装置）による胎児心拍数モニタリングが広く普及している。カルジオトコグラフでは，胎児の心拍数は超音波ドプラ法によって，子宮収縮はストレインゲージによって測定する。この胎児心拍数と子宮収縮は長いチャート用紙の上に経時的に記録される（図5.18）。

5.4 心磁図による胎児心拍変動解析

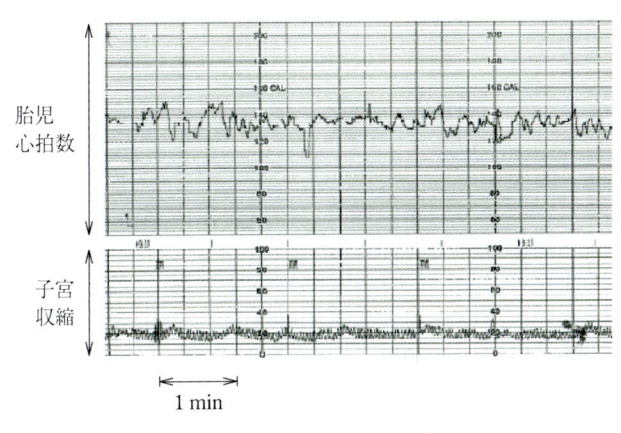

上段は胎児心拍数，下段は子宮収縮を示す。
図 5.18 カルジオトコグラフによる胎児心拍数モニタリングの例

　心拍数の変化のパターンと子宮収縮の変化のパターンの相対的な関係から，胎児が急性あるいは慢性に低酸素状態などのリスクの高い状況に置かれていないかを判断できる。もしも，胎児の低酸素症などを示唆する所見が得られた場合，分娩中であれば帝王切開などの緊急的な分娩が行われることもある。逆に，胎児が健康で低酸素状態に陥っていないことを示唆する所見が得られれば，さらに経過観察を行なう。カルジオトコグラフは今日の産科臨床の場では，治療方針の決定のために欠くことのできない機器である。

　カルジオトコグラフでは胎児心拍数は各心拍の時間間隔を1分間当りの胎児心拍数に換算して表示する。妊娠後期の健常胎児の安静状態では，ふつう，この胎児心拍数は120拍/分（あるいは110拍/分とすることもある）から160拍/分の間にある。この心拍数は「瞬時心拍数」といわれるが，実は心電図のRR間隔から計算する瞬時心拍数とは別物である。

　カルジオトコグラフでは，胎児の心拍は超音波を用いて計測する。2〜5 MHz程度の周波数の超音波を発射し，胎児の心臓，とくに房室弁からの超音波ドプラ信号から胎児の心拍を検出している。心電図から心拍数を決める際には，R波をきわめて時間分解能よく同定できるので，一つの心拍からつぎの心拍までの時間を，RR間隔として正確に決めることができる。しかし，超音波

では，反射されて戻ってきた超音波信号が時間的な広がりをもつ波として記録されるために，どこからどこまでを一つの心拍とつぎの心拍の間であるのか，一義的に決めることが困難である．すなわち，心電図のような正確さで瞬時の心拍数を決めることはできない．

　このために，超音波ドプラ法による心拍数の決定においては，**自己相関法**という信号処理が必要になる．この信号処理をすると細かな変動の成分が失われてしまうが，今日の機器にはこの処理機構が含まれている．したがって，現在のカルジオトコグラフで計測される「（いわゆる）瞬時心拍数」は心電図による瞬時心拍数とは本質的に異なるものである．現在のカルジオトコグラフでは「心拍数変動を解析する意義」（p.105）で述べた手法を用いることはできない．すなわち，現在の産科臨床の現場では「心拍数変動を解析する意義」で述べたような検討は行われていない．

■ 胎児心磁図による胎児心拍数変動の解析

　胎児では心電図の記録が困難であることが明らかになるにつれて，胎児の心拍数変動解析の研究はほとんど進まなくなった．しかし，心電図と同様の時間分解能が得られる胎児心磁図の研究の発展に伴ない，胎児心磁図から求めた心拍数変動の解析が注目されるようになった．

　胎児心磁図の黎明期の1976年，Hukkinen[61]らは早くも心磁計による胎児心拍数の計測を行い，35例中21例で満足できる記録ができた．さらにこのグループ[13]は1977年に，8分間の胎児心磁図の記録を行い，各心拍ごとの心拍数変動などのパラメータを計測して，それらが時間経過とともに変動することを示した．また，胎児の健康状態のスクリーニング法としての心磁図の有用性をすでにコメントしている．

　これらの先駆者たちの業績の後，しばらくの空白期間の後，1990年代から再び胎児心磁図によって計測した心拍数変動の解析が行われるようになった．Wakaiら[62]は胎児心磁図によって得られた心拍数変動に対し周波数解析を行い，安静時の胎児の心拍数変動のスペクトラムはおおむね$0.2\,\mathrm{Hz}$以下に分布するが，胎児の呼吸様運動による呼吸性不整脈のみられる状態では，胎児の心

拍数変動のスペクトラムは1 Hz 程度まで分布が広がることを示した。Rassi ら[63]も同様に胎児心磁図から計測した心拍数変動をスペクトル解析し，そのスペクトラムは3 Hz 付近まで分布すること，また，妊娠週数は進むにつれて変動が増加することを示した。Buffa ら[64]は1チャネルの心磁計を用い，シールドルームなしでも胎児心拍数モニタリングや心拍数変動の解析が可能であることを示した。Van Leeuwen ら[65]は，胎児心拍数変動から得たいくつかのパラメータは，胎児の発育をよく反映するものであることを示した。最近では，Wakai[66]は胎児心拍数の変動は妊娠25～37週ごろに大きく増大し，胎児の副交感神経系の発達を反映するものであることを報告している。このように，心磁図による胎児心拍数変動の解析は，いまだ研究段階ではあるが，今後の成果が期待される。

5.5　心磁図による胎児心肥大の診断

■ 心室肥大の診断

　従来，胎児心肥大（心拡大）は，胎児心エコーで直接**心横径**（TCD：total cardiac dimension）や**心胸郭面積比**（CTAR：cardiothoracic area ratio）を計測して判定されてきたが[67]，胎児心磁図を用いると心電図と同様に胎児心肥大を電気生理学的側面から診断することができる。

　心磁図波形は心電図の相似形であり，判読するパラメータは心電図と同様に時間指標（x 軸）と振幅（y 軸）である。心電図における振幅は，体表面で観測される複数電極間の電位差を示しているが，生体では臓器によって導電率が不均一であり，電流と電位の関係は非線形になるという欠点がある。実際，心電図の電位は心臓周囲の組織性状の影響を受けやすく，例えば心嚢液，気胸，肥満などがあると低電位となることが知られている。胎児の場合も在胎26週以降に胎脂が増えると母体腹壁での電位測定が困難となる[6]。

　一方，心磁図は周辺の組織性状に影響を受けづらいという利点がある。複数の電極間の差をみる必要もなく，基本的に一つのセンサコイルでその直下のダ

イポールの大きさを推定できるという特徴がある[68〜70]。しかし，磁場強度は磁場源からセンサまでの距離の二乗に反比例するため，胎児心磁図を用いて肥大を判定するには，距離の情報を考慮する必要がある。

母体腹壁表面で観測された胎児心磁界 z 成分の最大磁場強度 B は，心エコーで計測した母体腹壁から胎児心臓前壁までの深さ d_1 と胎児心筋電流の単一双極子の大きさ Q によって，以下の公式で計算される[71]（図 5.19）。

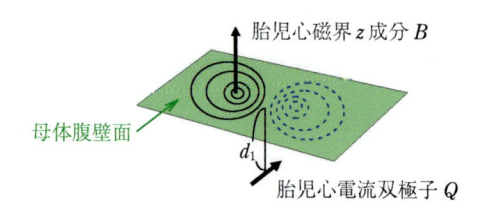

図 5.19 胎児心磁図による心室電流双極子の大きさ推定の原理

$$B = \frac{0.385\mu_0}{4\pi}\left(\frac{1}{d_1^2} - \frac{1}{d_2^2}\right)Q$$

ここで，μ_0 は透磁率である。また，グラジオメータのベースライン距離を L とすると，$d_2 = L + d_1$ である。

上式を変形すると

$$Q = \frac{4\pi B}{0.385\mu_0\left(\dfrac{1}{d_1^2} - \dfrac{1}{d_2^2}\right)}$$

となる。これによって単一双極子の大きさ Q を求めることができる（ここで，磁気センサの測定数が多い場合のダイポール推定は，本書の 6 章に示す一般的な解法を用いてもよい。9 チャネル程度の少ないセンサで計算する場合は上式を用いると簡易で便利である）。

筆者らが在胎 20〜40 週までの正常胎児 88 例を対象として，母体腹壁から胎児心臓前壁までの距離を心エコーで測定した結果は，22〜75 mm（平均 45.0±標準偏差 10.9 mm）であった。上式に当てはめて算出した結果，正常胎児の心室筋電流双極子の大きさ Q_{QRS} は 41〜650 nA・m（234±121 nA・m）であり，**妊娠週数**の進行に伴って増大することが示された[72]（図 5.20）。

この方法によって推定された胎児心筋電流は，双胎間輸血症候群の受血児，

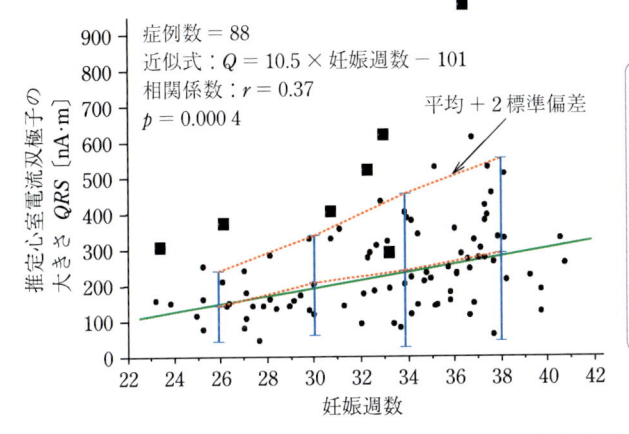

5.5 心磁図による胎児心肥大の診断

推定された正常胎児の電流双極子の大きさ（・）は妊娠週数の進行とともに増大している。房室弁逆流を伴う心奇形，双胎間輸血症候群の受血児など心室の容量負荷で心拡大が認められた胎児（■）は有意に大きな Q の値を示している[72]。

図 5.20　正常胎児と心肥大胎児の心室電流双極子の大きさ

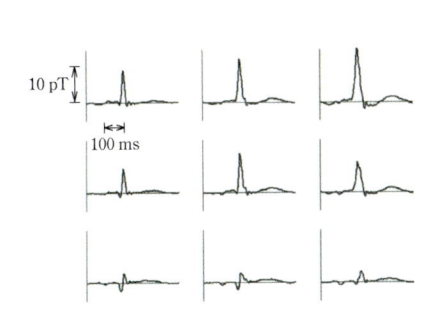

症例数 $= 88$
近似式：$Q = 10.5 \times$ 妊娠週数 $- 101$
相関係数：$r = 0.37$
$p = 0.0004$

- ● 推定された正常胎児の電流双極子の大きさ
- ■ 房室弁逆流を伴う奇形，双胎間輸血症候群の受血児など心室の容量負荷で心拡大が認められた胎児

（a）妊娠 36 週の胎児心磁図（9 チャネル波形）

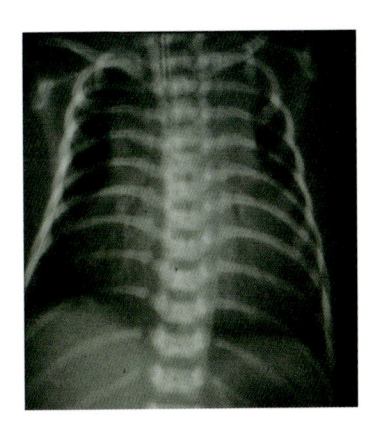

（b）出生直後の胸部 X 線写真

9 チャネルの胎児心磁図波形の中で右上の波形が最大の磁場強度を示し，15 pT に達している。推定された心筋電流は妊娠週数が同じ正常胎児の約 3 倍と算出された。同波形では心筋虚血を示唆する ST 低下もみられる。出生直後の胸部 X 線写真では著しい心拡大が認められる。

図 5.21　大量の動静脈短絡を伴ったガレン静脈瘤胎児の心磁図と出生直後の胸部 X 線写真

房室弁逆流を伴う先天性心疾患など容量負荷のあるさまざまな心疾患児で高値を示した（図5.20，図5.21）。また，胎児心磁図を用いるとST変化も評価することができ，虚血変化を伴う強い心筋肥大ではST低下が記録される場合がある。

■ **心房負荷の診断**

心房筋電流についても心室と同様に胎児心磁図で検討した結果，妊娠週数の進行に伴って心房筋電流双極子が増大することが示された（図5.22）。また，心房負荷のある**純型肺動脈閉鎖症**では尖鋭で高振幅のP波が記録された（図5.23）。

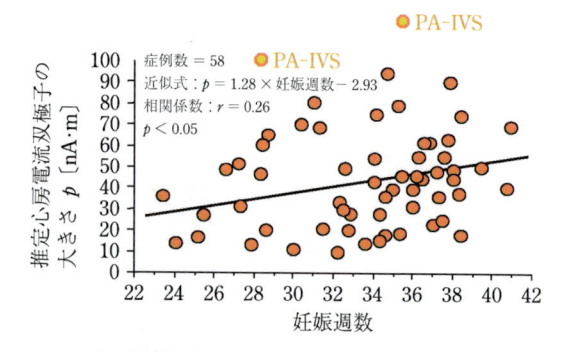

心室と同様に推定された心房電流双極子の大きさは妊娠週数とともに増大している。純型肺動脈閉鎖症（PA-IVS）の2例では有意に大きな電流が推定され，心房負荷を反映している。

図5.22　胎児心磁図による心房電流双極子の大きさの推定

Wakaiらのグループは**先天性完全房室ブロック**の胎児心磁図を経時的に記録した結果，同様に大きなP波がみられことを報告している[73]。このことは，徐脈に伴う心拍出量低下を代償する機序が胎児期から働いていることを示している。胎児の心房壁は1mm以下の厚みしかないため胎児心エコーで肥大を判定することは困難であっても，胎児心磁図を用いれば早期から心房肥大を診断できることを示唆している。P波の振幅の判定は絶対値だけでなく，QRS

5.5 心磁図による胎児心肥大の診断

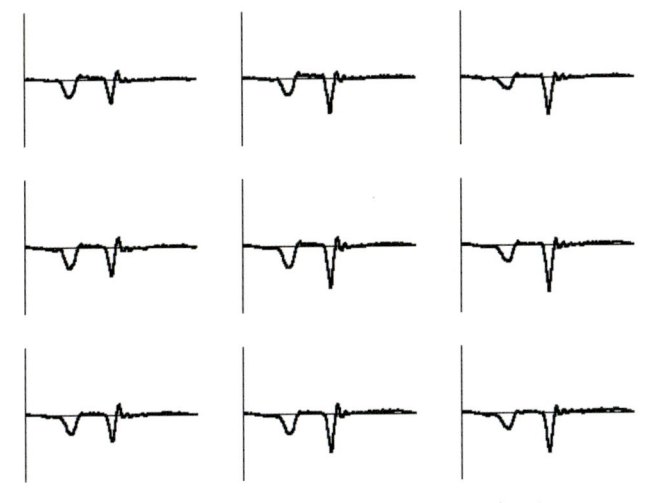

9チャネルの波形全般に正常胎児に比べて大きな
P波がみられ，心房負荷を反映している。

図 5.23 純型肺動脈閉鎖症の胎児心磁図

との比（P/QRS）によっても可能である．筆者らの検討でも，P/QRS振幅比はほぼ一定で，純型肺動脈閉鎖症では高値を示した（図 5.24）。

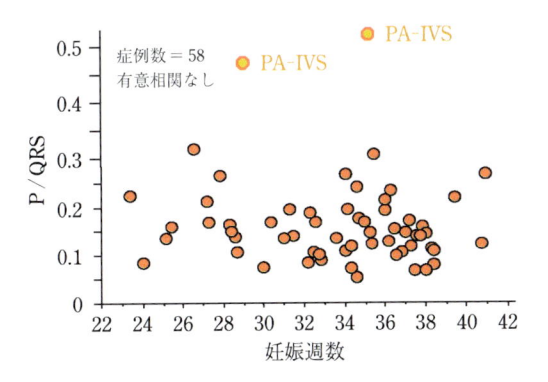

母体腹壁で観測された磁場強度のP/QRS比は妊娠週数によらずほぼ一定である．純型肺動脈閉鎖症（PA-IVS）の2例では有意に大きなP/QRS比を示している。

図 5.24 磁場強度の P/QRS 比

5.6　今後の展望

胎児心磁図の長所を臨床面から改めて挙げると

- 従来の診断方法では記録不可能であった胎児の心臓の電気的活動に関する情報を記録できる。したがって，従来の産科医療では利用できなかった，心電図に関する知識を診断治療に適用できる。
- 現在の産科診療に広く普及している超音波診断装置と比べて，時間分解能がはるかによい。
- 母児ともに無侵襲である。このため，繰り返し実施できる。

などがあり，これらの特性を活かした将来の利用が予想される。

■ 高度医療機器としての将来

いわゆるセンター病院といわれる高度医療施設では，胎児不整脈や胎児心奇形（心構築異常），胎児心不全などの周産期管理を行うことになる。胎児疾患の周産期管理には数多くの胎児情報を集める必要がある。ここでは，胎児心磁図の記録・活用によって，成人・小児において蓄積されている広汎な心電図の知識を胎児診断・治療に応用できる。

例えば，胎児不整脈の胎内治療には，今でもジギタリスが第1選択として使用されることが多い。しかし，ジギタリスの投与には速効性がなく，ときに無効である。ジギタリスは安全域も狭く副作用も多い。例えば，ジギタリスは「WPW症候群の心房細動」には投与禁忌であるが，胎児心エコーのみではこの出生前診断は不可能で，このような場合のジギタリスの投与は胎児を危険にさらす可能性がある。

しかし，WPW症候群，心房細動ともに胎児心磁図では診断可能である。成人・小児の不整脈では，抗不整脈薬の選択と投与量の決定は，主として心電図所見によってなされる。胎児心磁図によって胎児の心臓の電気的活動をより正確に把握し，より的確な抗不整脈薬の選択と投与ができるようになるであろう。また，胎児不整脈の病態は，妊娠週数の進行につれて刻々と変化する。胎児心磁図の無侵襲性は，繰り返し検査を行っても患者に無用な心理的負担を与

えない。

　胎児病・胎児奇形をもつ胎児の周産期管理の上で重要な問題の一つに，分娩時期の決定がある。胎児心不全や胎児神経系の機能低下がみられる場合には，胎内生活よりも，分娩させて体外治療に移行するほうがよいことがある。現在は妊娠週数，カルジオトコグラフの所見，胎児の超音波診断などを総合的に考慮して分娩時期の決定が行われる。胎児の心筋虚血の診断や，胎児心拍数変動の解析など，胎児心磁図によって得られる指標は，分娩時期の方針決定に新しい情報を与えることになろう。

　ここで必要なことは，医学者（医学知識をもつ者）と工学者（工学知識をもつ者）の連携である。胎児の心房粗動と心房細動の鑑別診断の経験からいえば，「心房粗動と心房細動の特徴を理解する」「その特徴から予想される心磁図の特徴を推定する」「その推定を検証できる信号処理手法をコンピュータ上で実現する」の三つが必要である。センター病院においては，工学技術や信号処理手法に精通した職種・人材の存在が期待できる。これらの人々の協力により，さらに新しい診断手法を開発することも可能であろう。

■ スクリーニング機器として

　診療所や一般の市中病院では，胎児の健康をスクリーニングする新たな医療機器として使用できる。胎児心拍の確認に使用できるほか，胎児心拍数変動の解析は胎児の神経系の発達の新しいスクリーニング法になりうる。胎児心磁図の無侵襲性はスクリーニング機器として，きわめて有利な点である。成人や子供の健康診断では，心電図は今やルーチンに行われている。胎児においては心電図の代役として，胎児心磁図が使用されるであろう。

　また，胎児スクリーニング専用の心磁計が必要になるかもしれない。妊娠女性の腹部の形に合わせて，センサ面を平らではなくへこませた胎児専用機が必要になるかもしれない。

■ 胎児心磁図の短所とその克服

　本体価格が高い，液体ヘリウムの補給を要する，シールドルームが必要，可搬性がない，胎児の心磁図の記録中には他の医療機器の使用ができない，など

の短所が挙げられる。しかし技術面での進歩が，これらの問題の解決につながることが期待される。

　本体価格に関しては，今後の機器の普及による，いわゆる大量生産によるコストダウンが期待される。

　液体ヘリウムの補給の問題は機器のランニングコストの問題ともからみ，普及のためにはさらなる解決が望まれる。最近進められている高温超伝導の研究の進展によって安価な液体窒素の使用が可能になれば，ランニングコストのかなりの低下が期待される。しかし温度の上昇に伴い，必然的に増加する熱雑音の問題もあるため，微弱な胎児心磁図の記録に必要な高い信号対雑音比を得にくい可能性があり，高温超伝導による心磁計をそのまま胎児に応用できるかどうかは予測がむずかしい。

　シールドルームに関しては，成人の脳磁図の実験的研究で必要とされているような寺院の釣り鐘のような大型のシールドは，アクティブシールド技術により，驚くほど小型化・簡素化されている。さらにシールドルームの小型化が必要であろうが，最も望ましい解決はシールドルーム不要の心磁計を開発することである。現在，固定のシールドルームが不要な可搬性のある心磁計の開発が進められており，この面からの技術進歩が進めば，超音波診断装置のようにベッドサイドあるいは産科の外来まで運んで記録するといったことが可能になるかもしれない。

　他の医療機器の使用については，克服の最もむずかしい問題である。患者さんの近くに磁性をもつ材料を近づけることや，電流を流す機器の使用は当然に不可能なままであろうが，光エネルギー，音エネルギー，患者さんの体動を引き起こさない機械エネルギーの使用に関してはさしつかえはない。現在でも，磁性体を含まない心電図の貼り付け電極などは使用が可能である。例えば赤外光を用いた防犯装置のように，光ファイバを用いて光の「網」を形成し，その遮光から患者さんの動きを知ることは可能であろう。潜水艦の伝声管のようなもので，患者と外部のオペレータとの会話を可能にすることも一法である。

5.6 今後の展望

■ 胎児脳磁図

　最後に胎児脳磁図について簡単に解説する。今日の医療現場で常用されている診断機器では胎児の脳活動を直接的には計測できない。母体の腹壁上から胎児の脳波は記録できない。超音波診断装置を用いて胎児の行動を観察し胎児の脳活動を推定する研究は行われているが，直接的に胎児の脳活動を観察しているわけではない。カルジオトコグラフは胎児の心拍数の変化から低酸素刺激に対する自律神経系の反応をみるものではあるが，これも胎児の脳活動を直接観察しているわけではない。機能的 MRI によって光刺激や音刺激に対する胎児の脳内の活動部位を探る研究[74]は行われているが，あくまでも実験的なものである。

　成人で脳の電気的活動に伴う磁場の変化が脳磁図として現れるように，胎児でも脳の電気的活動は胎児脳磁図として現れる。ただし，胎児心磁図が pT レベルの大きさで，現在の技術で測定できるレベルであるが，胎児の脳磁図の生の波形の振幅はさらに 1 000 分の 1 小さい fT 程度のレベルである。

　胎児脳磁図の記録の最初の報告は，Blum ら[75]によって 1985 年になされた。胎児の側頭部が母体の腹壁に平行な姿勢であるときに，母体の腹壁を通じて，周波数 1 kHz で 100 ms 間の音刺激を 300 回与えて，誘発される聴性反応を記録した。その約 10 年後，Wakai ら[76]は周波数 1.5 kHz で 20 ms 間の 100 dB の音刺激を母体から 1.5 m 離れた位置から与え，誘発される**聴性反応**を記録したところ，加算平均された胎児脳磁図の振幅は最大 100 fT であった。Eswaran ら[77,78]は母体の腹壁から 8 800 lx（ルクス，照度の単位），33 ms の光刺激を 180 回与え，**視覚誘発**による最大 30 fT の加算平均脳磁図を得た。

　胎児脳磁図の研究は広く世界的に行われつつある。2004 年の国際生体磁気学会（BIOMAG 2004，米国ボストン市で開催）では，胎児脳磁図の研究発表演題数は，胎児心磁図の研究発表演題数の約半分の件数にまで上っている。胎児脳磁図によって得られるであろう指標が，臨床指標として利用できるものであるかどうかは不明であるが，魅力的な分野ではある。胎児脳磁図の記録では，胎児心磁図の記録に必要なセンサと胎児の間の距離よりもさらに近づける

ことが必要であり，また胎児心磁図よりもさらに雑音の少ない磁気環境が必要である．

引用・参考文献

1) Simpson L. L.：Fetal supraventricular tachycardias： diagnosis and management, Semin. Perinatol., **24** (5), pp.360〜372 (2000)
2) Fouron J. C.：Fetal arrhythmias： the Saint-Justine hospital experience, Prenat. Diagn., **24** (13), pp.1068〜1080 (2004)
3) Rein A. J., O'Donnell C., Geva T., Nir A., Perles Z., Hashimoto I., Li X. K., Sahn D. J.：Use of tissue velocity imaging in the diagnosis of fetal cardiac arrhythmias, Circulation, **106** (14), pp.1827〜1833 (2002)
4) Roche J. B., Hon E. H.：The fetal electrocardiogram, Am. J. Obstet. Gynecol., **92**, pp.1149〜1159 (1965)
5) Oostendorp T.F., van Oosterom A., Jongsma H. W.：The fetal ECG throughout the second half of gestation, Clin. Phys. Physiol. Meas., **10** (2), pp.147〜160 (1989)
6) Carter M. C., Gunn P., Beard R. W.：Fetal heart rate monitoring using the abdominal fetal electrocardiogram, Br. J. Obstet. Gynaecol., **87** (59), pp.396〜401 (1980)
7) 堀米仁志，Wakai R. T.：胎児心磁図の基礎と臨床応用，日本小児循環器学会雑誌，**19** (5), pp.468〜475 (2003)
8) Stinstra J. G., Peters M. J.：The influence of fetoabdominal tissues on fetal ECGs and MCGs, Arch. Physiol. Biochem, **110** (3), pp.165〜176 (2002)
9) 塚田啓二，神鳥明彦，宮下豪，ほか：心磁図の原理，心臓，**33**, pp.423〜431 (2001)
10) Moore K. L., Persaud T. V. N., 瀬口春道監訳：ムーア 人体発生学（第6版），医歯薬出版（東京）(2001)
11) Yagel S., Silverman N. H., Gembruch U.：Fetal Cardiology. Martin Dunitz (London) (2003)
12) 千葉喜英編：産婦人科超音波診断アトラス，ベクトルコア（東京）(2004)
13) Kariniemi V., Hukkinen K.：Quantification of fetal heart rate variability by magnetocardiography and direct electrocardiography, Am. J. Obstet. Gynecol. **128**, pp.526〜530 (1977)
14) Leuthold A., Wakai R. T., Martin C. B.：Noninvasive in utero assessment of PR and QRS intervals from the fetal magnetocardiogram, Early Hum. Dev.,

54, (3), pp.235〜243 (1999)

15) Horigome H., Takahashi M. I., Asaka M., Shigemitsu S., Kandori A., Tsukada K.：Magnetocardiographic determination of the developmental changes in PQ, QRS and QT intervals in the foetus, Acta. Paediatr., **89** (1), pp.64〜67 (2000)

16) van Leeuwen P., Lange S., Klein A., Geue D., Zhang Y., Krause H. J., Gronemeyer D.：Reproducibility and reliability of fetal cardiac time intervals using magnetocardiography, Physiol. Meas., **25** (2), pp.539〜552 (2004)

17) Kandori A., Miyashita T., Tsukada K., Horigome H., Asaka M., Shigemitsu S., Takahashi M. I., Terada Y., Mitsui T.：Sensitivity of foetal magnetocardiograms versus gestation week, Med. Biol. Eng. Comput., **37** (5), pp.545〜548 (1999)

18) Quinn A., Weir A., Shahani U., Bain R., Maas P., Donaldson G.：Antenatal fetal magnetocardiography： a new method for fetal surveillance?, Br. J. Obstet. Gynaecol., **101** (10), pp.866〜870 (1994)

19) Kahler C., Schleussner E., Grimm B., Schneider A., Schneider U., Nowak H., Seewald H. J.：Fetal magnetocardiography： development of the fetal cardiac time intervals, Prenat. Diagn., **22** (5), pp.408〜414 (2002)

20) Stinstra J., Golbach E., van Leeuwen P., Lange S., Menendez T., Moshage W., Schleussner E., Kaehler C., Horigome H., Shigemitsu S., Peters M. J.：Multicentre study of fetal cardiac time intervals using magnetocardiography, Br. J. Obstet. Gynaecol., **109** (11), pp.1235〜1243 (2002)

21) Luzietti R., Erkkola R., Hasbargen U., Mattson L. A., Thoulon J. M., Rosen K. G.：European Community Multicentre Trial "Fetal ECG Analysis During Labour"：the P-R interval, J. Perinat. Med., **25** (1), pp.27〜34 (1997)

22) Janse M. K., Anderson R. H., van Capelle F. J., Durrer D.：A combined electrophysiological and anatomical study of the human fetal heart, Am. Heart J., **91** (5), pp.556〜562 (1976)

23) Brambati B., Pardi G.：The intraventricular conduction time of fetal heart in uncomplicated pregnancies, Br. J. Obstet. Gynaecol., **87** (11), pp.941〜948 (1980)

24) Larmay H. J., Strasburger J. F.：Differential diagnosis and management of the fetus and newborn with an irregular or abnormal heart rate, Pediatr. Clin. North Am., **51** (4), pp.1033〜1050 (2004)

25) Horigome H., Takahashi M. I., Asaka M., Shigemitsu S., Matsui A., Terada Y., Mitsui T., Kandori A., Tsukada K.：Investigation of fetal premature cardiac contractions by magnetocardiography, in： Yoshimoto T. (ed)： Recent Advances in Biomagnetism, Sendai, Tohoku University Press, pp.952

〜954 (1999)
26) van Leeuwen P., Hailer B., Bader W., Geissler J., Trowitzsch E., Gronemeyer D. H.：Magnetocardiography in the diagnosis of fetal arrhythmia, Br. J. Obstet. Gynaecol., **106** (11), 1200〜1208 (1999)
27) Krapp M., Kohl T., Simpson J. M., Sharland G. K., Katalinic A., Gembruch U.：Review of diagnosis, treatment, and outcome of fetal atrial flutter compared with supraventricular tachycardia, Heart, **89** (8), pp.913〜917 (2003)
28) Naheed Z. J., Strasburger J. F., Deal B. J., Benson D. W. Jr., Gidding S. S.：Fetal tachycardia： mechanisms and predictors of hydrops fetalis, J. Am. Coll. Cardiol., **27** (7), pp.1736〜1740 (1996)
29) Kannankeril P. J., Gotteiner N. L., Deal B. J., Johnsrude C. L., Strasburger J. F.：Location of accessory connection in infants presenting with supraventricular tachycardia in utero： clinical correlations, Am. J. Perinatol., **20** (3), pp.115〜119 (2003)
30) Oudijk M. A., Stoutenbeek P., Sreeram N., Visser G. H., Meijboom E. J.：Persistent junctional reciprocating tachycardia in the fetus, J. Matern. Fetal Neonatal Med., **13** (3), pp.191〜196 (2003)
31) Abe K., Hamada H., Chen Y. J., Abe A., Watanabe H., Fujiki Y., Yoshikawa H., Murakami T., Horigome H.：Successful management of supraventricular tachycardia in a fetus using fetal magnetocardiography, Fetal Diagn. Ther., **20** (5), pp.459〜462 (2005)
32) Ishii K., Chiba Y., Sasaki Y., Kawamata K., Miyashita S.：Fetal atrial tachycardia diagnosed by magnetocardiography and direct fetal electrocardiography. A case report of treatment with propranolol hydrochloride, Fetal Diagn. Ther., **18** (6), pp.463〜466 (2003)
33) Hosono T., Kanagawa T., Chiba Y., Neki R., Kandori A., Tsukada K.：Fetal atrial flutter recorded prenatally by magnetocardiography, Fetal Diagn. Ther., **17** (2), pp.75〜77 (2002)
34) Kandori A., Hosono T., Kanagawa T., Miyashita S., Chiba Y., Murakami M., Miyashita T., Tsukada K.：Detection of atrial-flutter and atrial-fibrillation waveforms by fetal magnetocardiogram, Med. Biol. Eng. Comput., **40** (2), pp.213〜217 (2002)
35) Hosono T., Chiba Y., Shinto M., Kandori A., Tsukada K.：A fetal Wolff-Parkinson-White syndrome diagnosed prenatally by magnetocardiography, Fetal Diagn. Ther., **16** (4), pp.215〜217 (2001)
36) Kandori A., Hosono T., Chiba Y., Shinto M., Miyashita S., Murakami M., Miyashita T., Ogata K., Tsukada K.：Classifying cases of fetal Wolff-

Parkinson-White syndrome by estimating the accessory pathway from fetal magnetocardiograms, Med. Biol. Eng. Comput., **41** (1), pp.33～39 (2003)

37) Menendez T., Achenbach S., Beinder E., Hofbeck M., Klinghammer L., Singer H., Moshage W., Daniel W. G.：Usefulness of magnetocardiography for the investigation of fetal arrhythmias, Am. J. Cardiol., **88** (3), pp.334～336 (2001)

38) Kahler C., Grimm B., Schleussner E., Schneider A., Schneider U., Nowak H., Vogt L., Seewald H. J.：The application of fetal magnetocardiography (FMCG) to investigate fetal arrhythmias and congenital heart defects (CHD), Prenat. Diagn., **21** (3), pp.176～182 (2001)

39) Wakai R. T., Strasburger J. F., Li Z., Deal B. J., Gotteiner N. L.：Magnetocardiographic rhythm patterns at initiation and termination of fetal supraventricular tachycardia, Circulation, **107** (29), pp.307～312 (2003)

40) Hosono T., Kanagawa T., Chiba Y., Kandori A., Tsukada K.：The coincidence of fetal magnetocardiography and direct electrocardiography in a case of fetal atrial flutter due to intracardiac tumor, Fetal Diagn. Ther., **17** (6), pp.331～333 (2002)

41) Hosono T., Chiba Y., Kanai H., Kanagawa T.：Initial experiences of tissue harmonic imaging in the diagnosis of fetal cardiac tumors., Ultrasound Obstet. Gynecol., **19** (4), pp.400～402 (2002)

42) Wakai R. T., Leuthold A. C., Cripe L., Martin C. B.：Assessment of fetal rhythm in complete congenital heart block by magnetocardiography, Pacing Clin. Electrophysiol., **23** (6), pp.1047～1050 (2000)

43) Hosono T., Shinto M., Chiba Y., Kandori A., Tsukada K.：Prenatal diagnosis of fetal complete atrioventricular block with QT prolongation and alternating ventricular pacemakers using multi-channel magnetocardiography and current-arrow maps, Fetal Diagn. Ther., **17** (3), pp.173～176 (2002)

44) Beinder E., Grancay T., Menendez T., Singer H., Hofbeck M.：Fetal sinus bradycardia and the long QT syndrome, Am. J. Obstet. Gynecol., **185** (3), pp.743～747 (2001)

45) Lin M. T., Hsieh F. J., Shyu M. K., Lee C. N., Wang J. K., Wu M. H.：Postnatal outcome of fetal bradycardia without significant cardiac abnormalities, Am. Heart J., **147** (3), pp.540～544 (2004)

46) Makiyama T., Akao M., Tsuji K., Doi T., Ohno S., Takenaka K., Kobori A., Ninomiya T., Yoshida H., Takano M., Makita N., Yanagisawa F., Higashi Y., Takeyama Y., Kita T., Horie M.：High risk for bradyarrhythmic complications in patients with Brugada syndrome caused by SCN5A gene mutations, J. Am. Coll. Cardiol., **46** (11), pp.2100～2106 (2005)

47) Miller T. E., Estrella E., Myerburg R. J., Garcia de Viera J., Moreno N., Rusconi P., Ahearn M. E., Baumbach L., Kurlansky P., Wolff G., Bishopric N. H.：Recurrent third-trimester fetal loss and maternal mosaicism for long-QT syndrome, Circulation, **109** (24), pp.3029～3034 (2004)

48) Manning N., Anthony J. P., Ostman-Smith I., Snyder C. S., Burch M.：Prenatal diagnosis and successful preterm delivery of a fetus with long QT syndrome, Br. J. Obstet. Gynaecol., **107** (8), pp.1049～1051 (2000)

49) Lupoglazoff J. M., Denjoy I., Villain E., Fressart V., Simon F., Bozio A., Berthet M., Benammar N., Hainque B., Guicheney P.：Long QT syndrome in neonates： conduction disorders associated with HERG mutations and sinus bradycardia with KCNQ1 mutations, J. Am. Coll. Cardiol., **43** (5), pp.826～830 (2004)

50) Miura M., Yamagishi H., Morikawa Y., Matsuoka R.：Congenital long QT syndrome and 2：1 atrioventricular block with a mutation of the SCN 5 A gene, Pediatr. Cardiol., **24** (1), pp.70～72 (2003)

51) Hamada H., Horigome H., Asaka M., Shigemitsu S., Mitsui T., Kubo T., Kandori A., Tsukada K.：Prenatal diagnosis of long QT syndrome using fetal magnetocardiography, Prenat. Diagn., **19** (7), pp.677～680 (1999)

52) Menendez T., Achenbach S., Beinder E., Hofbeck M., Schmid O., Singer H., Moshage W., Daniel W. G.：Prenatal diagnosis of QT prolongation by magnetocardiography, Pacing Clin. Electrophysiol., **23** (8), pp.1305～1307 (2000)

53) Hosono T., Kawamata K., Chiba Y., Kandori A., Tsukada K.：Prenatal diagnosis of long QT syndrome using magnetocardiography： a case report and review of the literature, Prenat. Diagn., **22** (3), pp.198～200 (2002)

54) Cuneo B. F., Ovadia M., Strasburger J. F., Zhao H., Petropulos T., Schneider J., Wakai R. T.：Prenatal diagnosis and in utero treatment of torsades de pointes associated with congenital long QT syndrome, Am. J. Cardiol., **91** (11), pp.1395～1398 (2003)

55) Schmitz L., Burghoff M.：Images in cardiovascular medicine. Magnetocardiography in a fetus with long-QT syndrome, Circulation, **112** (5), pp.68～69 (2005)

56) Schneider U., Haueisen J., Loeff M., Bondarenko N., Schleussner E.：Prenatal diagnosis of a long QT syndrome by fetal magnetocardiography in an unshielded bedside environment, Prenat. Diagn., **25** (8), pp.704～708 (2005)

57) Moss A. J., Zareba W., Benhorin J., Locati E. H., Hall W. J., Robinson J. L., Schwartz P. J., Towbin J. A., Vincent G. M., Lehmann M. H.：ECG T-wave patterns in genetically distinct forms of the hereditary long QT syndrome,

Circulation, **92** (10), pp.2929〜2934（1995）

58) Newbold S., Wheeler T., Clewlow F., Soul F.：Variation in the T/QRS ratio of fetal electrocardiograms recorded during labour in normal subjects, Br. J. Obstet. Gynaecol., **96** (2), pp.144〜150（1989）

59) Hosono T., Chiba Y., Shinto M., Miyashita S., Muramaki K., Kandori A., Tsukada K.：A case of fetal complete heart block recorded by magnetocardiography, ultrasonography and direct fetal electrocardiography, Fetal Diagn. Ther., **16** (1), pp.38〜41（2001）

60) 井上博編：循環器疾患と自律神経機能，医学書院（東京）（2001）

61) Hukkinen K., Kariniemi V., Katila T. E., Laine H., Lukander R., Mäkipää P.：Instantaneous fetal heart rate monitoring by electromagnetic methods, Am. J. Obstet. Gynecol., **125**, pp.1115〜1120（1976）

62) Wakai R. T., Wang M., Pedron S. L., Reid D. L., Martin C. B. Jr.：Spectral analysis of antepartum fetal heart rate variability from fetal magnetocardiogram recordings, Early Hum. Dev., **35** (1), pp.15〜24（1993）

63) Rassi D., Lewis M. J.：Power spectral analysis of the foetal magnetocardiogram, Physiol. Meas., **16** (2), pp.111〜120（1995）

64) Baffa O., Wakai R. T., Sousa P. L., Verzola R. M.：Fetal heart rate monitoring by magnetocardiograms, Braz. J. Med. Biol. Res., **28** (11-12), pp.1333〜1337（1995）

65) Van Leeuwen P., Lange S., Bettermann H., Gronemeyer D., Hatzmann W.：Fetal heart rate variability and complexity in the course of pregnancy, Early Hum. Dev., **54** (3), pp.259〜269（1999）

66) Wakai R. T.：Assessment of fetal neurodevelopment via fetal magnetocardiography, Exp. Neurol., **190**, Suppl 1, pp.65〜71（2004）

67) Simpson J.：Echocardiographic evaluation of cardiac function in the fetus, Prenat. Diagn., **24** (13), pp.1081〜1091（2004）

68) Peters M. J., Stinstra J. G., van den Broek S. P., Hurine S. P., Quartero H. W. F, ter Brake H. J. M, Rogalla H.：On the fetal magnetocardiogram, Bioelectrochem. Bioenerg., **47**, pp.273〜281（1998）

69) Horigome H., Tsukada K., Kandori A., Shiono J., Matsui A., Terada Y., Mitsui T.：Visualization of regional myocardial depolarization by tangential component mapping on magnetocardiogram in children, Int. J. Card. Imaging, **15** (4), pp.331〜337（1999）

70) Tsukada K., Mitsui T., Terada Y., Horigome H., Yamaguchi I.：Noninvasive visualization of multiple simultaneously activated regions on torso magnetocardiographic maps during ventricular depolarization, J. Electrocardiol., **32** (4), pp.305〜313（1999）

71) Williamson S. J., Kaufman L. : Biomagnetism, J. Magn. Magn. Mater., **22**, pp.129〜201 (1981)
72) Horigome H., Shiono J., Shigemitsu S., Asaka M., Matsui A., Kandori A., Miyashita T., Tsukada K. : Detection of cardiac hypertrophy in the fetus by approximation of the current dipole using magnetocardiography, Pediatr. Res. **50** (2), pp.242〜245 (2001)
73) Li Z., Strasburger J. F., Cuneo B. F., Gotteiner N. L., Wakai R. T. : Giant fetal magnetocardiogram P waves in congenital atrioventricular block : a marker of cardiovascular compensation?, Circulation, **110** (15), pp.2097〜2101 (2004)
74) Hykin J., Moore R., Duncan K., Clare S., Baker P., Johnson I., Bowtell R., Mansfield P., Gowland P. : Fetal brain activity demonstrated by functional magnetic resonance imaging, Lancet, **354** (9179), pp.645〜646 (1999)
75) Blum T., Saling E., Bauer R. : First magnetoencephalographic recordings of the brain activity of a human fetus, Br. J. Obstet. Gynaecol., **92** (12), pp.1224〜1229 (1985)
76) Wakai R. T., Leuthold A. C., Martin C. B. : Fetal auditory responses detected by magnetoencephalography, Am. J. Obstet. Gynecol., **174** (5), pp.1484〜1486 (1996)
77) Eswaran H., Wilson J. D., Preissl H., Robinson S. E., Vrba J., Murphy P., Rose D., Lowery C. L. : Magnetoencephalographic recordings of visual evoked brain activity in the human fetus, Lancet, **360** (9335), pp.779〜780 (2002)
78) Eswaran H., Preissl H., Wilson J. D., Murphy P., Robinson S. E., Rose D., Vrba J., Lowery C. L. : Short-term serial magnetoencephalography recordings of fetal auditory evoked responses, Neurosci. Lett., **331** (2), pp.128〜132 (2002)

6章 各種解析方法

　心磁図は，心臓の電気現象を磁場として検出することで，臓器などの影響をほとんど受けずに，心臓内の細部にわたる電気現象を捉えられる（本書の2章参照）。この特長をより効果的に利用して，詳細に心疾患解析を行うために，多くの研究が行われてきている。本章では，心磁図の一般的な解析手法から最近報告された解析手法に至るまで，各種心疾患を解析する上で有効な手法について網羅的に概説する。ただし，現在市販されている心磁計ではまだ製品化が実現されていない研究中の機能もあることを理解の上で，本書を読み進めていただきたい。

6.1　虚血性心疾患の解析手法

■ 積分図法

　虚血を簡易に高精度に診断する手法として，積分図法が開発された[1]。心磁図は心臓内部の電流分布を 0.5 ms ごとに解析でき，各測定点における特定の時間帯内の電流変化量の総和量は電流アローの絶対値積分で求めることが可能である。この各測定点における電流変化量の総和の分布図を描いたものを積分図と呼んでいる。通常，QRS波とST-T部における積分図をそれぞれ図6.1のように作成する。図6.1のように正常例では，QRS部の積分図よりST-T部の積分図のほうが大きな値であり，全体のパターンも大きな差がない。

　一方，虚血例ではQRS部のほうがST-T部より値が大きく，ST-T部は鮮明なパターンになっていないことがわかる。また，より虚血の状態を顕著に理解できるようにST-T部の積分図からQRS波の積分図を引き算し，差分図を

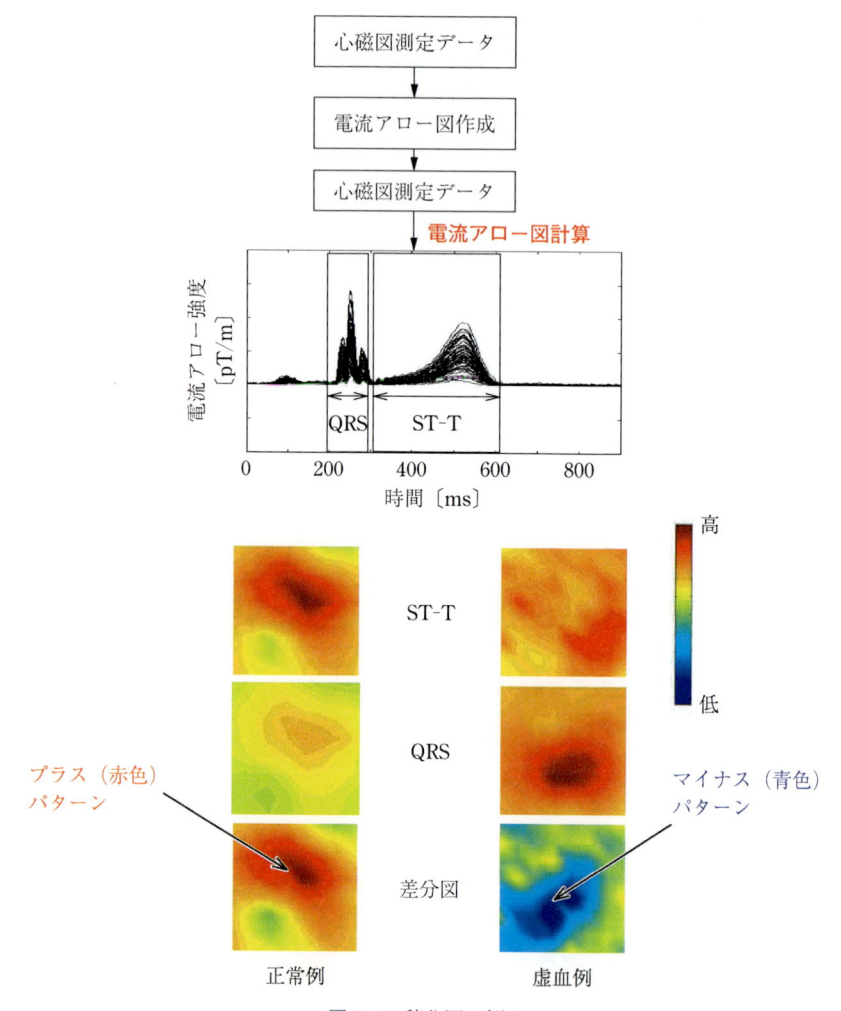

図6.1 積分図の例[1]

求めることができる。この差分図における赤いパターン（プラスの値）は正常なパターンを，青いパターン（マイナスの値）は虚血を反映していると考えられている。

このような積分図パターンの違いや最大値の定量的な比較により，虚血の判定（図4.4，図4.5参照）や，心筋症（図4.23参照）川崎病の判定（図4.30，

図 4.31 参照）が行えるようになってきている。

■ **運動負荷前後の心磁図データからの虚血性心疾患の診断手法**

虚血性心疾患を早期に診断するため，心磁図の特徴である電流アロー図を用いた新しい解析手法（カレントレシオマップ法，図 6.2 参照）が開発された[2]。

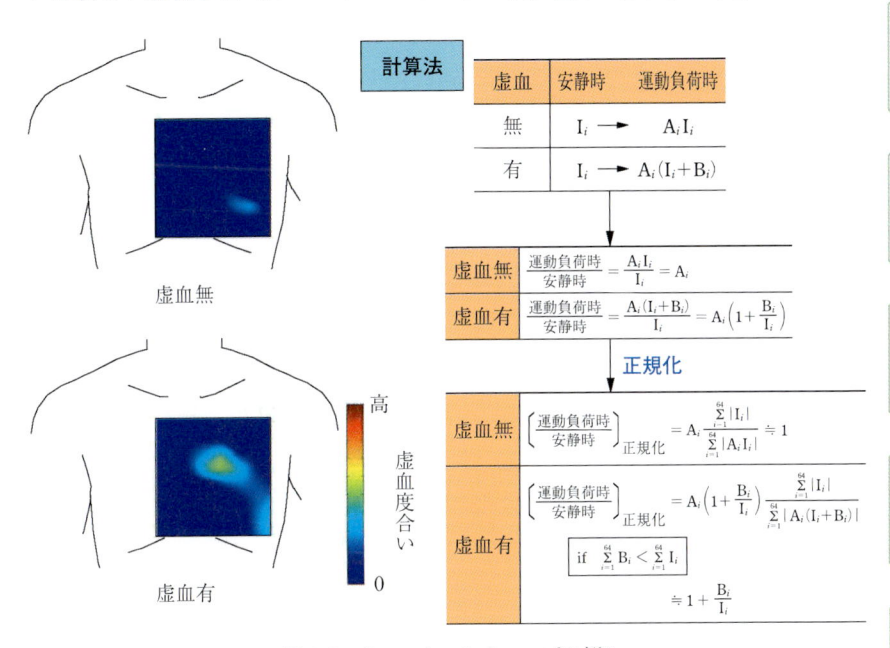

計算法	虚血	安静時	運動負荷時
	無	I_i →	$A_i I_i$
	有	I_i →	$A_i(I_i+B_i)$

虚血無: $\dfrac{運動負荷時}{安静時} = \dfrac{A_i I_i}{I_i} = A_i$

虚血有: $\dfrac{運動負荷時}{安静時} = \dfrac{A_i(I_i+B_i)}{I_i} = A_i\left(1+\dfrac{B_i}{I_i}\right)$

正規化

虚血無: $\left\{\dfrac{運動負荷時}{安静時}\right\}_{正規化} = A_i \dfrac{\sum_{i=1}^{64}|I_i|}{\sum_{i=1}^{64}|A_i I_i|} \simeq 1$

虚血有: $\left\{\dfrac{運動負荷時}{安静時}\right\}_{正規化} = A_i\left(1+\dfrac{B_i}{I_i}\right)\dfrac{\sum_{i=1}^{64}|I_i|}{\sum_{i=1}^{64}|A_i(I_i+B_i)|}$

if $\sum_{i=1}^{64} B_i < \sum_{i=1}^{64} I_i$

$\simeq 1+\dfrac{B_i}{I_i}$

虚血無

虚血有

高 — 虚血度合い — 0

図 6.2 カレントレシオマップの例[2]

カレントレシオマップ法は，運動負荷直後の心磁図データと運動負荷 5～10 分後の心磁図データを用いている。これらの二つのデータにおいて QRS 波における電流積分値を計算し，二つの電流積分値の比率を計算することによって微小な変化量を捕らえる手法である。もちろん，運動負荷を施したときの心磁図による変化は，心電図と同様に ST 部の変化としても波形観察することができる。ここで示すカレントレシオマップ法は，信号強度の強い QRS 波を解析に使用することによって，ST 部の変化より鋭敏に運動負荷による微細な変化を心臓前面の局所の情報も漏らさず捉えることができる特徴がある。

カレントレシオマップの比率の計算には個人差によるバラツキを抑えるた

め，図 6.2 内に示すような個人ごとの心臓の電気興奮量の値で正規化が必要である。正規化後の値は一定比率 1 の値を有しているので，正規化した値から 1 を引き算した値を用いて，コンターマップ作成や患者比較などに用いている。したがって 0 に近い値ほど虚血の度合いが低く，高い値ほど虚血の度合いが高い。

このような計算を行うことにより得られるカレントレシオマップは，図 6.2 の左側に示すようなマップ図となり，虚血があることにより顕著なピークがマップ内で現れる。ここで興味深いことは，マスターダブル（階段歩行）といった非常に軽い運動負荷のために心電図上虚血を示す ST 変化がみられない症例でも，カレントレシオマップでは顕著なピークが認められることである。このような虚血検出感度を検定すると約 85 ％であった[3]。このように軽い運動負荷であっても心磁図データは，トレッドミルを行う RI シンチグラフィーと同等レベルの感度を有していることを示している（本書の 4 章参照）。

6.2　心磁図の画像・波形合成手法

■ 心磁図と MR 画像との合成

心磁図と MR 画像との合成には，おもに 2 種類の画像作成が可能である。一つは電流アロー図（または法線方向磁場のコンターマップ）と MR 画像との合成（図 6.3 の右上図参照），もう一つは不整脈（WPW 症候群や心室性期外収縮など）のフォーカス（早期異常興奮の部位）を推定し MR 画像上に表示した画像である（図 6.3 の右下図参照）。

図 6.3 は心磁図と MR 画像との合成方法を示している。これらの両者の画像を合成する基準点は剣状突起である。MRI 検査では剣状突起にビタミン剤など MR 画像に描写されるマーカを配置する。心磁図では剣状突起の位置にセンサ配置の 2 行 3 列目のセンサがくるようにレーザマーカなどを利用して位置合わせを行い，測定する（位置合わせ方法は図 3.2 参照）。また剣状突起の体表面の位置から心磁計のセンサの位置の測定をすることによって，不整脈の

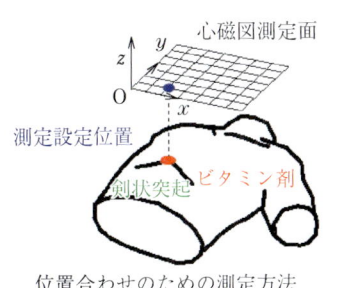

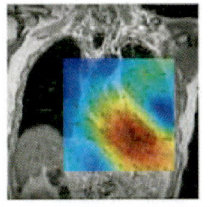

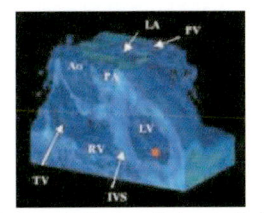

6.2 心磁図の画像・波形合成手法

図中ラベル:
- 心磁図測定面
- 測定設定位置
- 剣状突起
- ビタミン剤
- 位置合わせのための測定方法
- MR画像上へ投影された電流アロー図
- 体表面とセンサの距離のデータを利用
- 3次元MR画像上へ推定された心室性期外収縮のフォーカス（赤点）

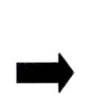

図6.3 心磁図とMR画像との合成方法[4]

Side Memo：[電流源推定（電流ダイポール推定）] 心筋細胞は，細胞内と細との間でイオンチャネルを介してイオン（Na^+，K^+，Ca^{2+} など）を交換し，電気的活動を行っている。このイオン交換によって，正イオンと負イオンの分極電荷が生じる。このように1対の等量の正負の点電荷が微小な距離を隔てて存在するものを電気双極子（電流双極子，電流ダイポール）と呼ぶ。電気双極子は無限小の距離にある電流として考えられることから，単位はアンペア・メートル（A・m）が使用される。

　この電気双極子の位置や強度を逆問題推定する方法を，一般に電流源推定（電流ダイポール推定）などと呼ぶ。一般的な電流源推定方法では，生体の構造を半無限空間（または脳の場合は球モデル）と仮定し，非線形問題として推定を行う。

　具体的には，電流源の強度と位置（x, y, z）と角度（θ, Φ）からビオ・サバールの方程式によって計算される磁場分布と，測定された磁場分布との誤差が最小になるように，強度と位置と角度を変化させながら再帰的に解いていく。そして，ある誤差以下になった時点で解が求まったと考える。

　この電流源推定は，推定したいモデルが単一の電流双極子として仮定できる場合には，10 mm以内（位置あわせ誤差を含む）であると考えられている[16)~23)]。この推定誤差は，モデルの確からしさや信号のきれいさ（信号対ノイズ比（SN比）がよいこと）によって大きく左右される。したがって，電流源推定する場合は，適応範囲を理解して使用することが重要である。

　また，電流源推定法については，WPW症候群を中心に多くの研究成果が報告されている[16)~23)]ので，詳細は各論文を参照されたい。

フォーカス推定結果を MR 画像上に表示が可能である．

図 6.3 の右図が合成された画像例を示している[4]．電流アロー図と MR 画像との合成（右上図）は深さ方向の推定がされていないため，MR 画像には心臓前額面の心臓全体の輪切りがみえる位置の画像を使用し，活動部位の表示をわかりやすく表示している．

さらに心磁計では電流源推定（電流ダイポール推定，Side Memo 参照）を行なうことが可能である．不整脈のフォーカス位置（図 6.3 右下図）は，3 次元的にどこに不整脈のフォーカスがあるか理解しやすいように 3 次元の MR 画像上にフォーカス部位を赤い点として表示している．これらの推定されるフォーカス位置はおよそ 7〜8 mm の誤差範囲とされているが，この誤差は MR 画像のスライスピッチが 10 mm 程度によって生じている可能性が高いと考えられる．

■ 3 次元心臓標準モデルへの電流アロー図描画法

電流アロー図を 3 次元の心臓の形状に再構成し，よりリアルに心臓の電気活

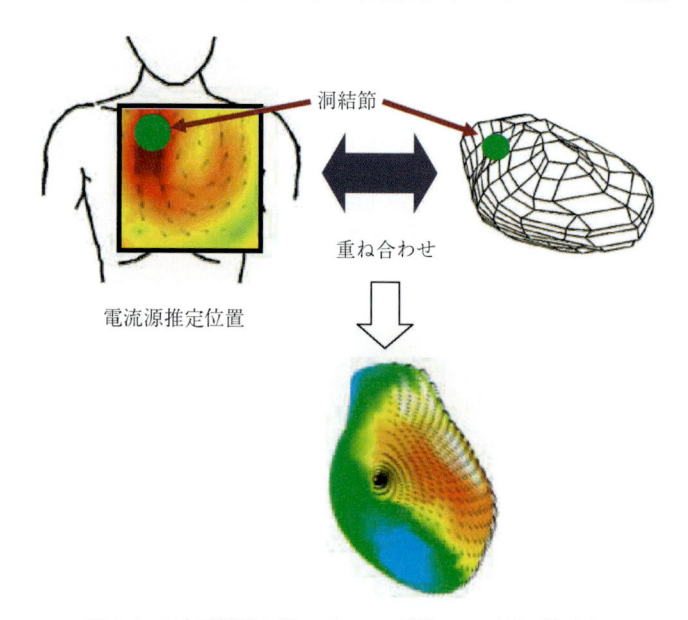

図 6.4　3 次元標準心臓モデルへの電流アロー図の描画法

動を理解することが可能である[5]。心臓の MR 画像がなくても，標準の形状を有した3次元心臓標準モデルに投影することにより，簡便にそして迅速に電気活動の把握が可能である。再構成手法には正面と背面からの二つの心磁図データを使用する。図 6.4 に再構成方法の説明図を示している。

最初に3次元心臓標準モデル上に洞結節の位置を設定している。つぎに測定された心磁図の信号から，P 波の初期時刻における**電流源推定**（ダイポール推定，Side Memo 参照）を行う。この推定された位置を洞結節の位置と仮定し，3次元心臓標準モデルの洞結節の位置と位置合わせを行う。最後にこの心臓標準モデル上に正面と背面の電流アロー図をそれぞれ投影し，二つのアロー図間の強度あわせとスムージングを行うことによって図 6.4 の下図に示す3次元の立体的な電流分布図が表示される。この電流分布図は 0.5 ms の時間分解能で表示が可能である。

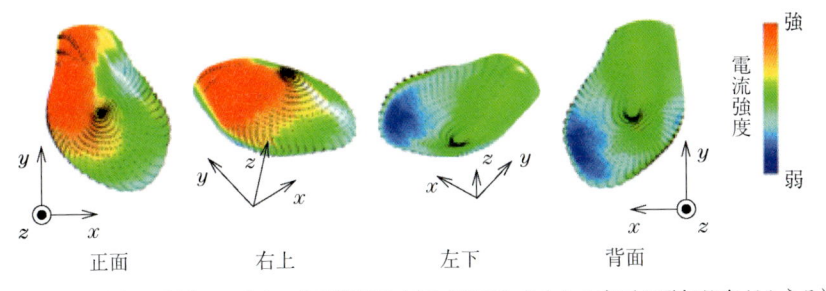

（a） P 波前半の時刻における3次元電流分布図（正面と右上から右房の電気興奮がみえる）

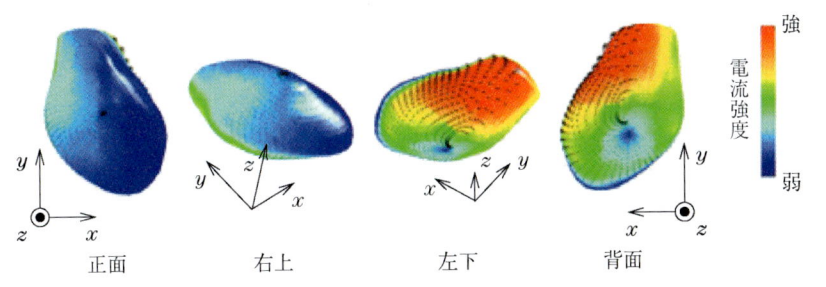

（b） P 波後半の時刻における3次元電流分布図（左下と背面から左房の電気興奮がみえる）

図 6.5　P 波の時刻における3次元心臓標準モデルに表示された電流分布図[5]

図6.5に3次元標準心臓モデルに表示された電流分布図の例を示している。正常例のP波興奮時間において，心房の電気活動が正面側（右房）と背面側（左房）で異なる時間で活動している様子を確認することができる。このように誰でも感単に興奮部位を確認することが可能となっている。

■ **心臓全体ブルズアイマップ**

3次元心臓標準モデルへの電流アロー図描画法の節で説明した心臓全体での電気興奮の広がりを心臓の中心の下方（心尖部近く）から観察される心臓全体のブルズアイマップ（WH-BEM：whole heart bull's eye map）を作成できる。本手法は，3次元心臓標準モデルの作成のときと同様に正面と背面の二つの心磁図データを使って作成が可能である。

ここで注意が必要なのは，通常心筋シンチグラムなどでいわれるブルズアイマップは，左室だけのマップを意味している。しかし，心磁図でいうブルズアイマップは，心臓全体を円状に展開したマップのことを意味しており，心房・心室全部の電気活動がブルズアイマップ上に観察される。

図6.6にブルズアイマップで表現される正常例を示している。P波前半と後半で興奮が右房と左房に現れているのが，一つのマップ上で確かめられる。また，QRS波のピーク時刻においては左室と右室が同時期に興奮している様子がわかる。このようなブルズアイマップ表示により，心臓全体の電気興奮を一括で観察することが可能となる。

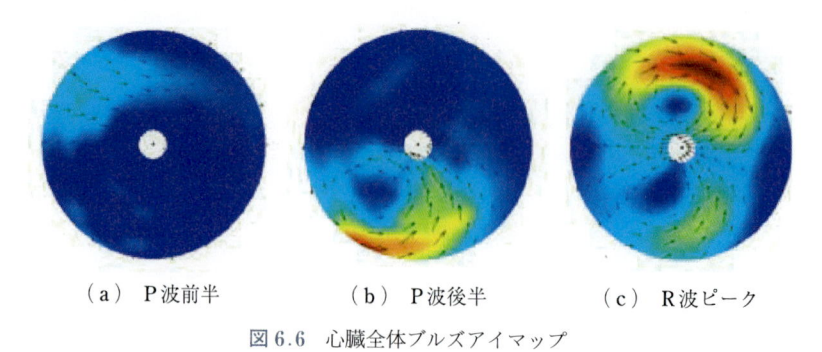

　　　（a）P波前半　　　　　（b）P波後半　　　　　（c）R波ピーク

図6.6　心臓全体ブルズアイマップ

6.2 心磁図の画像・波形合成手法

■ **心臓全体電気興奮ダイアグラム**

前述のブルズアイマップをさらに時間的な変化を捉えるため，心臓の周囲方向の角度ごとの活動の時間変化を描く心臓全体電気興奮ダイアグラム（WHEAD：whole heart electrical activation diagram）が開発されてきている[6]。本手法を用いて正常例と Brugada 症候群と完全右脚ブロック症例とを比較した結果を図 6.7 に示す。

図 6.7 では Q 波の始まりから T 波の終わりまでの時間を描画している。これらの図をみると，正常例では心臓の前面（右室）側と後面（左室）側とが同時に活動している様子がわかる。一方，Brugada 症候群では ST elevation を示唆するような遅延興奮する成分が前面側に発生していることがわかる。右脚ブロック症例では明らかに前面側が 60ms ほど遅れて活動している様子がわ

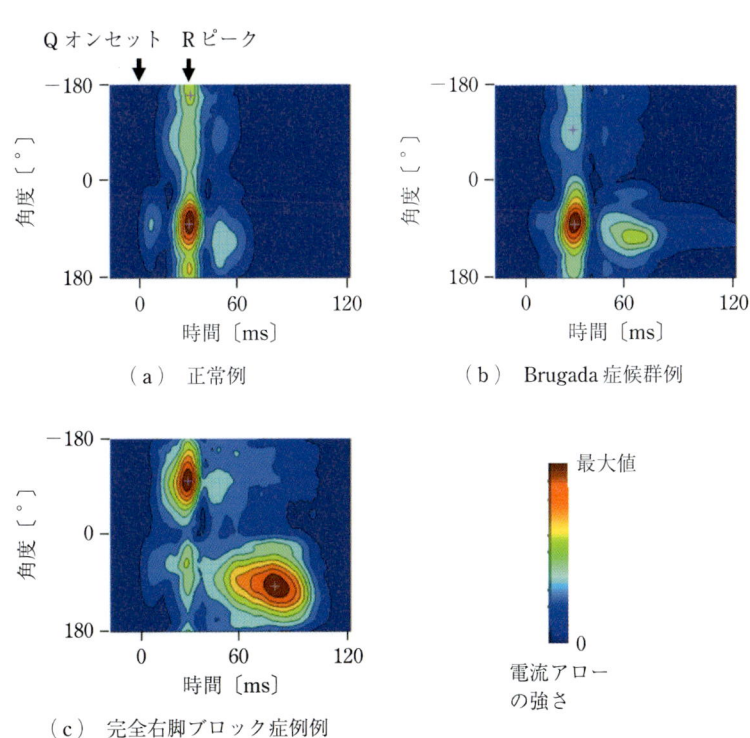

（a）正常例

（b）Brugada 症候群例

（c）完全右脚ブロック症例例

図 6.7 心臓全体電気興奮ダイアグラム[6]

かる。このように心臓全体電気興奮ダイアグラムは，心臓全体での時間的な電気興奮尾変化を捉えるのに優れている。

■ マルチ電流ベクトルダイアグラムによる解析

心磁図波形から 1 ms ごとの電流アローマップ図を作成するほかに，1 枚の画像上に 1 心拍分（あるいは ST-T 部）の電流活動異常電流方向のバラツキを一括して視覚的に観察する手法としてマルチ電流ベクトルダイアグラムという手法を開発してきている[7]。本手法は図 6.8 に示すように各点の電流アローの向きを縦軸にとり，電流アローの大きさをカラーマップに表すことで表現される手法である。

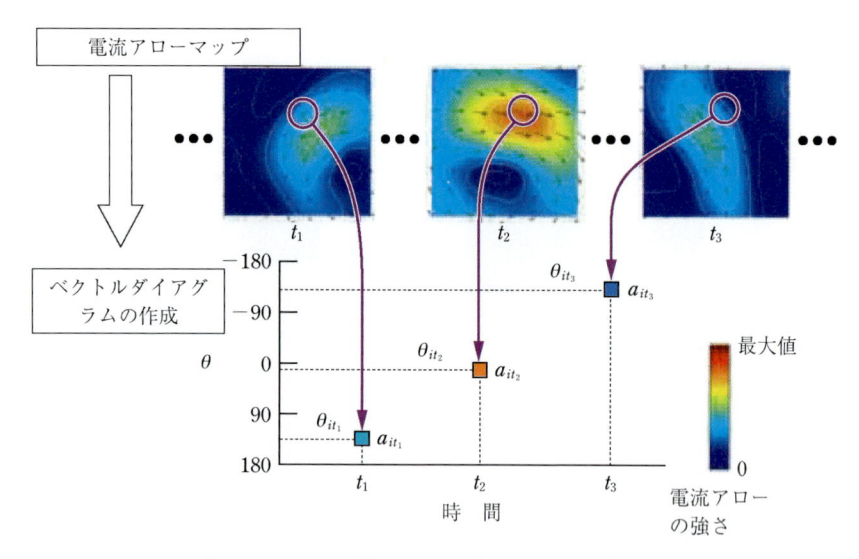

図 6.8　マルチ電流ベクトルダイアグラムの作成法

大きさを示すカラーマップは赤が電流アローの大きいところを示し，青が電流アローの弱いところを示している。このカラーマップを全チャネルの信号から作成し，背景色を青にすることにより，興奮の強いところの線画だけが赤い色で強調されてみえてくる。これにより，一心拍分のパターンをみることで簡単にパターン異常があるかを判断することができる。

6.2 心磁図の画像・波形合成手法

図 6.9 は正常例と心筋梗塞（虚血）例との ST-T 時間における電流ベクトルダイアグラムを比較した結果を示している．正常例ではほとんどの場合，約 45°の角度に最も強度が強く時間的にほとんど角度が変化しない特徴がある．

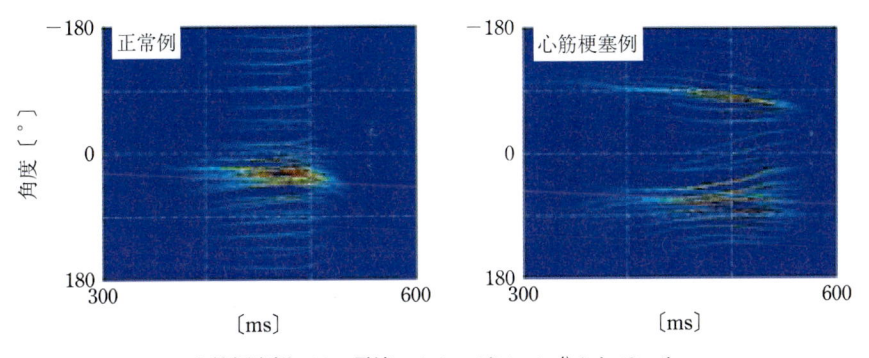

心筋梗塞例では，電流ベクトルが二つに分かれている

図 6.9 マルチ電流ベクトルダイアグラムによる正常例と心筋梗塞例

一方，図 6.9 で示している心筋梗塞例のデータでは，二つの角度（約 90°と −90°）に分離されているようにみえる．これまでに心筋梗塞例ではこのパターンが分離されるパターン，分散してみえるパターン，クロスしてみえるパターンなどが現れることがわかってきている．これらの因果関係はまだはっきりわかっていないが，心電図上異常所見がみつからない場合で，ベクトルダイアグラム上で異常所見がみられるケースが報告されてきている（本書の 4 章参照）．またベクトルダイアグラム法は，心筋梗塞（虚血）のみならず不整脈や心筋症などの解析など多くの疾患に適応が可能である．

■ デュアル電流ベクトルダイアグラムによる解析

前述のマルチ電流ベクトルダイアグラムは，全電流アローの向きと強さの情報を線描画する方法であったが，デュアル電流ベクトルダイアグラムは，各時刻における最大強度をもつ電流アローの強さと角度の時間変化の線描画する方法である（図 2.14，図 6.10 参照)[8]．

本手法を用いると図に示すような，正常例では正面と背面とで同一の時刻に大きな電気活動が生じるがことがわかる．一方，右脚ブロック症例では，背面

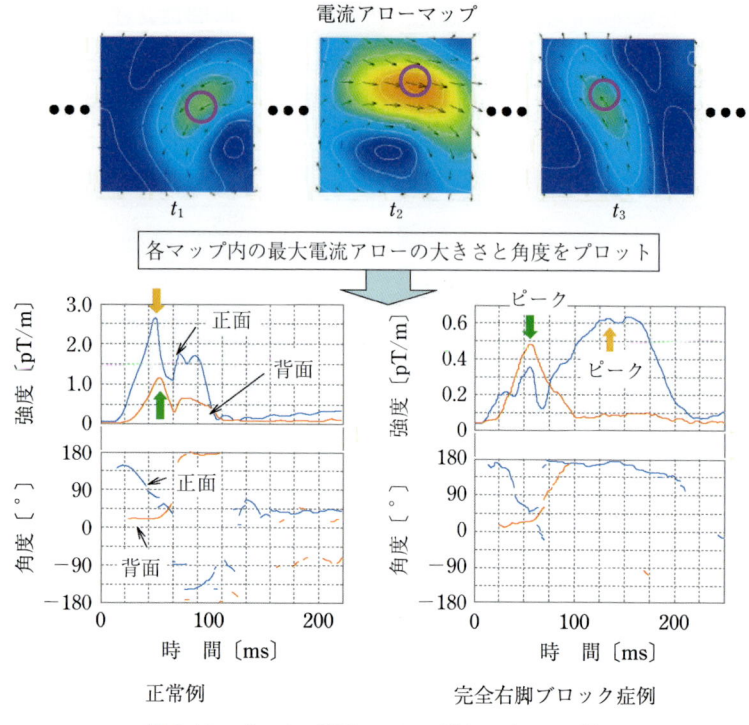

図 6.10　デュアル電流ベクトルダイアグラムの例[8)]

の活動が遅い時間に生じてくるのがわかる。これは右脚ブロックによって，左室側の興奮の遅れを示している。このようにデュアル電流ベクトルダイアグラムを用いることにより，正面（主に右室中心の活動）と背面（主に左室中心の活動）を一つのグラフ上で確認が可能となり，不整脈の解析において有効な手段となる。

■ **アクションポテンシャルの再構成波形の作成**

　心臓内部での擬似的なアクションポテンシャル波形を再構成する方法が開発されてきている[9)]。図6.11に心磁図データからのアクションポテンシャルの再構成法を図示している。

　この再構成法は，心筋細胞のイオン電流のおもに内向き電流が支配的なQRS時間では電流アローの絶対値を足し算していき，イオン電流の外向き電

6.2 心磁図の画像・波形合成手法

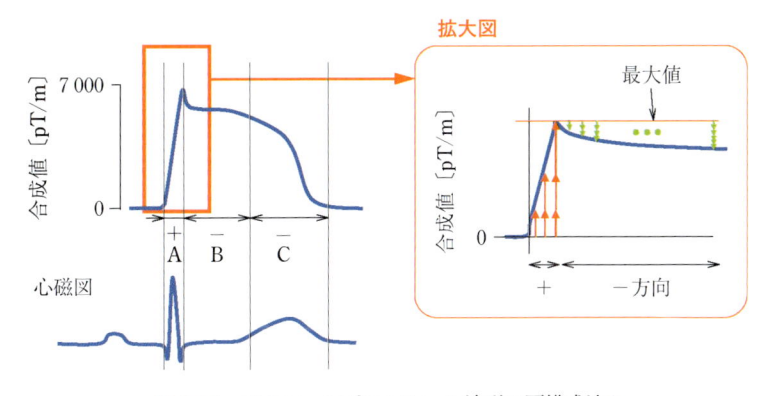

図6.11 アクションポテンシャル波形の再構成法[9]

流が支配的なST-T時間では電流アローの絶対値を引き算していく手法を採用している。

この手法を用いて実際のカテーテル検査で得られた同一患者（QT延長症候群）でのアクションポテンシャルと比較した結果を図6.12に示す。測定され

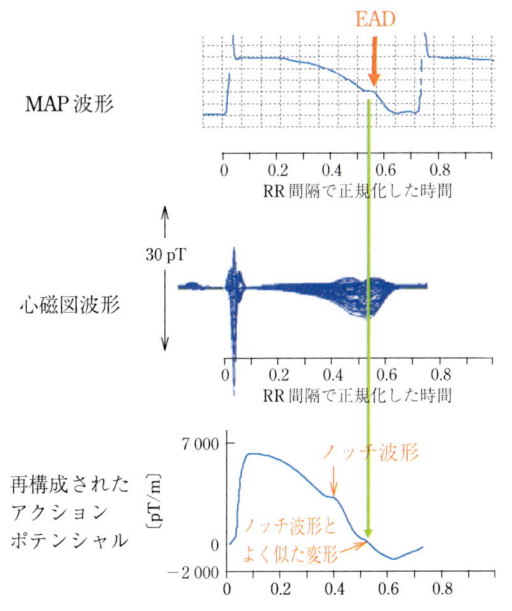

図6.12 再構成されたアクションポテンシャルと測定されたアクションポテンシャルとの比較[9]

たアクションポテンシャルとよく似た波形が，心磁図データを用いて再構成されたアクションポテンシャル波形で認められる。またカテーテル検査でみつかっている EAD（early afterdepolarization）のノッチ波形とよく似た波形（small notch）が認められる。さらに，再構成された波形のみに大きいノッチ波形（large notch）が観測されており，この原因究明などの今後の研究の進展が期待される。

■ **空間フィルタ法を用いた心磁図解析法**

リードフィールド行列を用いた**空間フィルタ法**（逆問題解法の一つ）を用いて，心臓の輪郭抽出を行なう方法や[14]，recovery time dispersion（RT dispersion）を計算する手法[15]が開発されている。中居らによると，心臓の輪郭を心磁図の crrent density map の積分値から求め，心房粗動や心房細動の動きを3次元的に可視化できるという。また中居らの RT dispersion の研究では，RT 時間が心筋梗塞群では健常群に比べて有意に長く，RT dispersion の3次元画像化も可能であると報告している。今後空間フィルタを用いた手法は，有効な解析手法の一つとなりえると期待されている。

6.3　胎児心磁図の解析手法

■ **胎児心磁図波形からの母体心磁図波形除去**

胎児心磁図では，おもに時間波形解析が行われるが，母体からの心磁図信号も大きく入ってくるチャネルがある。その例として，世界で初めて検出された胎児心房粗動の波形解析結果を図 **6.13** に示す[10]。

上段が計測された生波形を示しており，図中の M で示している下向きの波形が母体心磁図の信号である。この母体心磁図信号を除去するため，同時計測されている母体の心電図信号を用いる。母体の心電図信号を用いて，各チャネルの母体心磁図信号**テンプレート波形**を作成する（テンプレート波形は通常加算平均化処理を行ったものを用いる）。このテンプレート波形を使って各母体の信号のタイミングで生波形から引き算することにより，胎児心磁図波形の

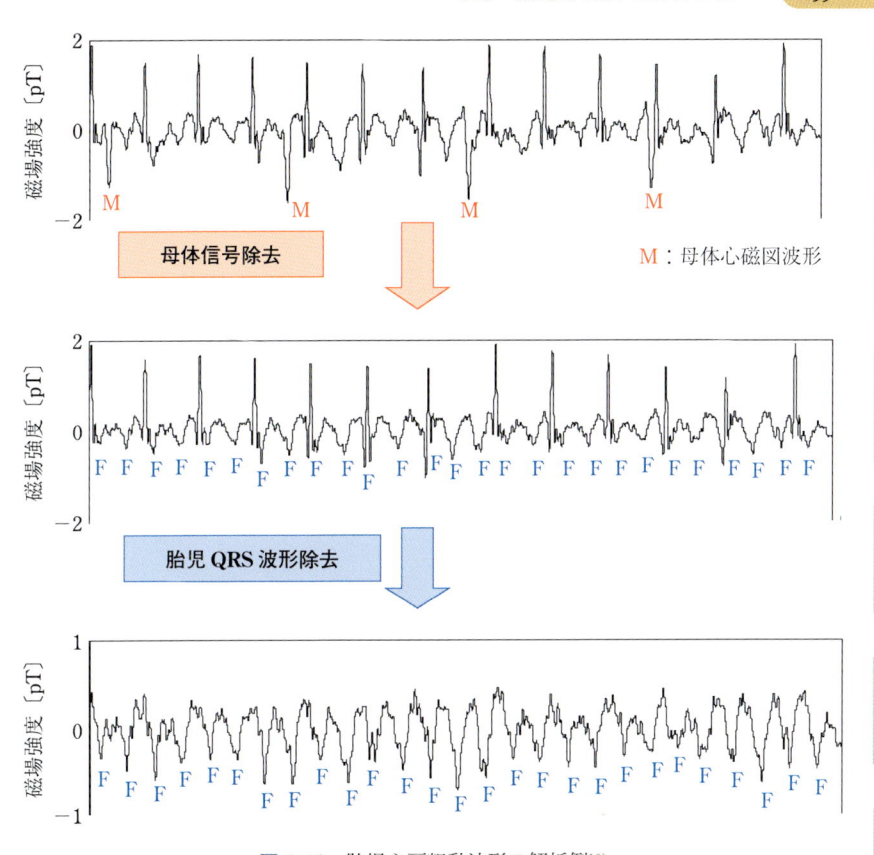

図 6.13 胎児心房粗動波形の解析例[10]

みを作成することができる（図 6.13 の中段波形）。

さらに胎児心磁図の心房粗動波のみを観察したい場合は，胎児 QRS 波のテンプレート波形を各チャネルごとに作成し，母体信号除去と同様に除去を行うと，図 6.13 の下段波形のような心房粗動波のみを捉えることが可能である。

■ 胎児心磁図における T 波終末の決定方法

胎児心磁図の T 波はきわめて振幅が小さい。とくに QT 延長症候群ともなると，T 波が正常胎児より小さい振幅となるため T 波終末の時刻を決定することが，波形解析だけではきわめて困難である。そこで電流アロー図を用いた手法がきわめて T 波終末決定に有効である[11]。

胎児心磁図では前述した母体心磁図信号の除去を行い，胎児心磁図だけの加算平均波形を作成する．つぎに，QRS 波ピーク時刻におけるアロー図と T 波頂点から終末にかけてのアロー図の比較を行う．正常胎児の場合，QRS 波ピーク時刻におけるアロー図と T 波頂点でのアロー図はコンターマップ上きわめて似たパターンを示す．ただし，電流方向は同一方向と 180° 反対に向く二つの方向がある[11]．

このように電流アロー図のパターンの比較により，図 6.14 に示すような胎児 QT 延長症候群において，T 波終末を正しく同定することができてきている．信号強度のきわめて弱い胎児心磁図の解析では，電流アロー図による比較は，多くのケースで使用することが望ましいと考えられる．

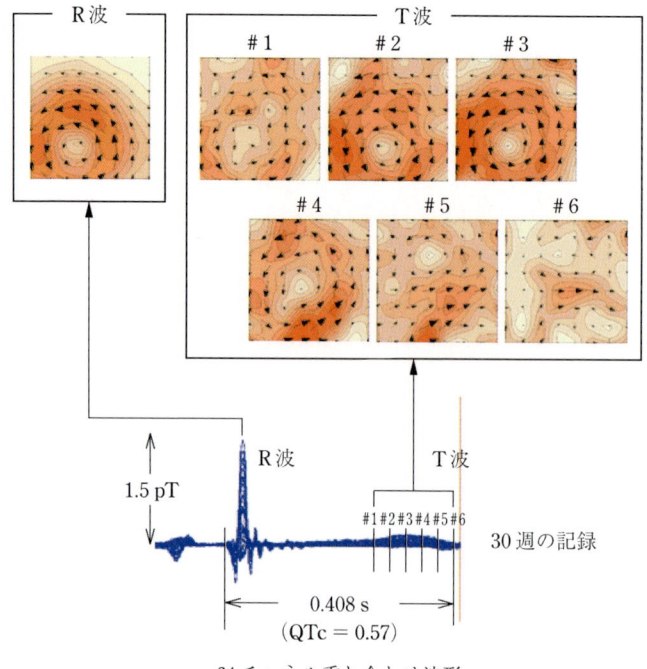

図 6.14 胎児 QT 延長症候群における電流アロー図の比較による T 波終末が決定された例[11]

■ 胎児 R 波抽出および RR 間隔自動解析方法

　胎児心磁図では R 波のピークが 1 ms（または 0.5 ms）の時間分解能で計測が可能であるため，正確な RR 解析によって自律神経系の発達や障害などの有効な情報を与えると考えられる。そこで，非常に微弱な胎児 QRS 波形の R 波頂点を半自動的に検出する手法が開発されてきている[12]。

　最初に母体心磁図波形を除去しておくことは，これまでと変わらない。実際の胎児心磁図の生波形は母体の呼吸による変動などによってベースラインがゆ

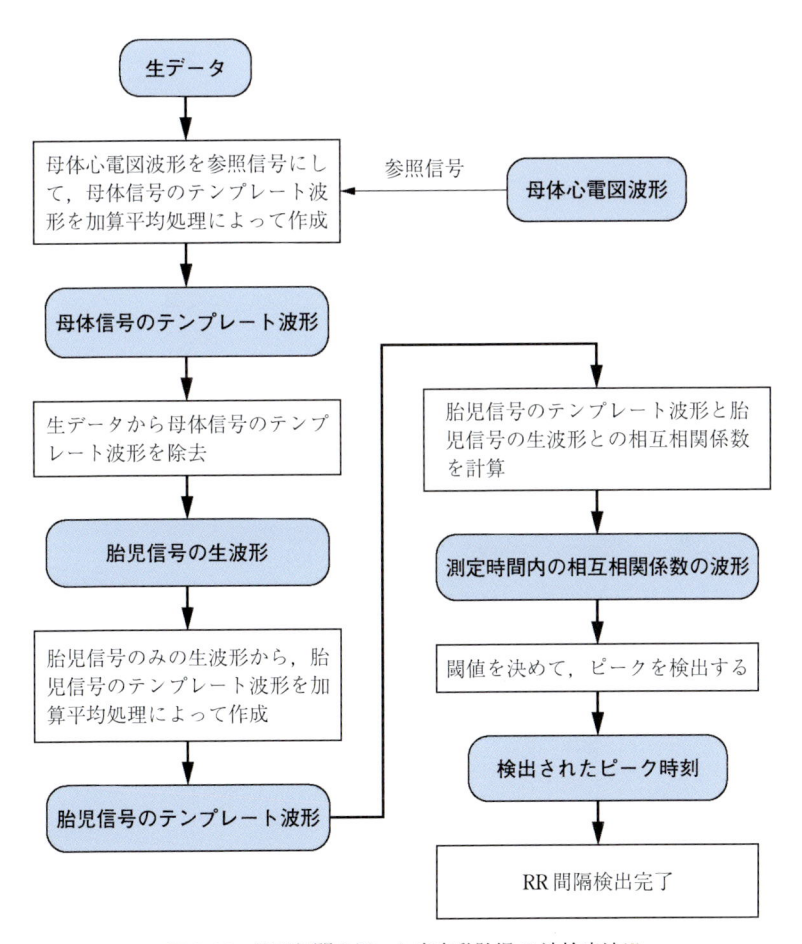

図 6.15　相互相関を用いた半自動胎児 R 波検出法[12]

っくりと変動しており，閾値を決めての検出方法ではR波を正確に検出することが難しい。そこで，図6.15のような方法で胎児のR波検出を行っていく。

まず，胎児QRS波のテンプレート波形を加算平均化処理で作成する。つぎに，作成されたQRS波形と生波形との相互相関係数波形を図6.16のように作成する。信号強度が十分でないときは，複数チャネルの相互相関係数を加算

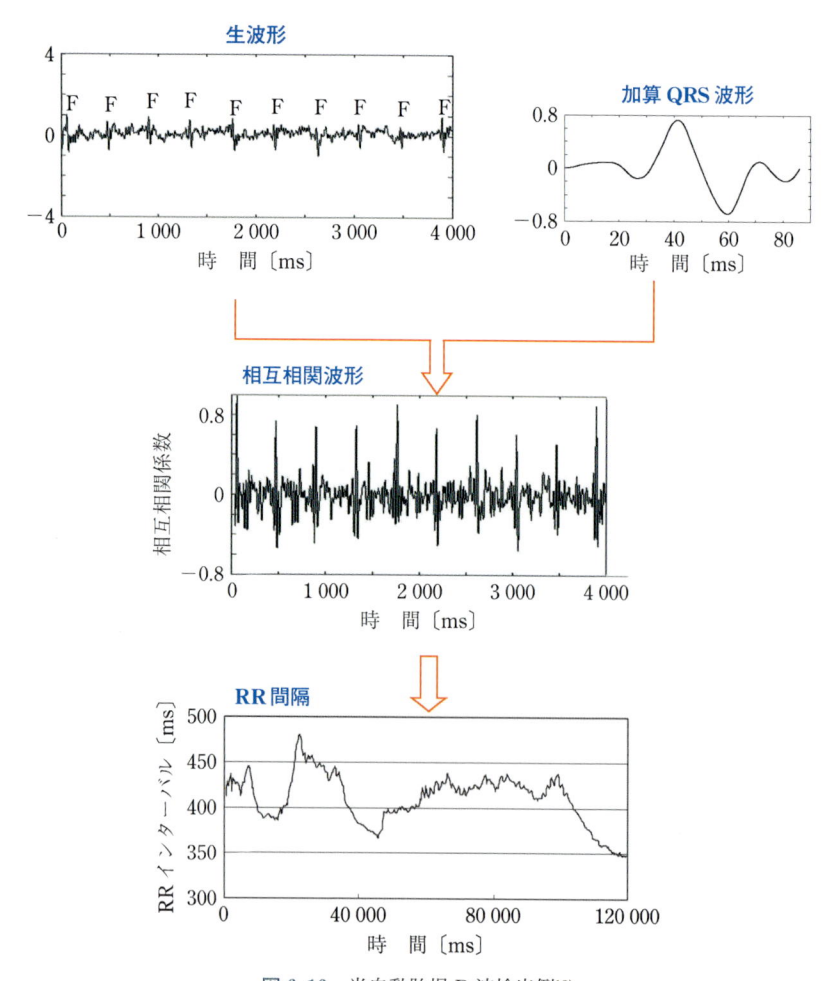

図6.16 半自動胎児R波検出例[12]

平均化処理することによって正確に検出が可能となる。ただし，この手法を用いる場合は，胎児の胎動などがあまりなく同一波形が繰り返し観測されている場合で，観測データが入力レンジをオーバーしたような飽和した波形がないことを前提として使用しなければならない。

このような胎児 RR 変動の解析（図 6.16 参照）は，胎児の自律神経の発達の解明や，不整脈のメカニズム解明などに大きく貢献できるものとして期待されてきている。

■ 胎児 WPW 症候群における早期興奮部位推定方法

胎児 WPW 症候群における早期興奮部位をおよそ左室側なのか，右室側なのかをおよそ知る方法が研究されてきている[13]。早期興奮部位が出生前にわかっていれば，出生後の予後も含めた周産期管理を的確に行える可能性がある。

早期興奮部位推定の方法を図 6.17 に示している。最初に母体心磁図信号を取り除く処理を行う。この処理には，前述した「胎児心磁図波形からの母体心磁図波形除去」と同じ手法を用いる。

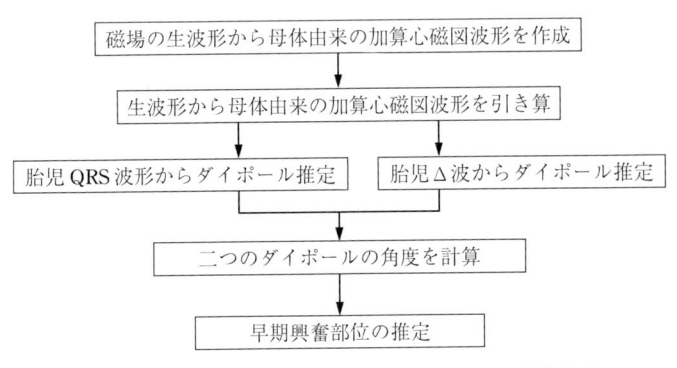

```
磁場の生波形から母体由来の加算心磁図波形を作成
            ↓
生波形から母体由来の加算心磁図波形を引き算
            ↓
胎児QRS波形からダイポール推定    胎児Δ波からダイポール推定
            ↓
    二つのダイポールの角度を計算
            ↓
       早期興奮部位の推定
```

図 6.17 胎児 WPW 症候群における早期興奮部位推定法

まず，母体信号処理後，胎児心磁図の加算平均化処理が行われた波形を作成する。つぎに QRS 波ピークの時刻とデルタ波における電流ダイポールの推定を行う。この二つのダイポールの角度を測定し判定を行う。この角度が 90° に近く，二つのダイポールの距離が離れていると左室に副伝導路の存在を，0°に近くて二つのダイポールの距離が近い場合は右室由来の副伝導路の存在を疑

う。ただし，この方法で正確にどこまで判定できるかは，さらなる研究が必要である。また電流ダイポール推定が難しい場合は，最も振幅の大きい電流アローの角度を代用してもよい。

図6.18に実際の症例結果例を示す。波形上顕著なデルタ波が認められる。このデルタ波の立上がり時刻における電流ダイポール推定と，QRS波ピーク時刻における電流ダイポール推定を行う。ダイポール推定結果は右図に示すようにおよそ角度が約90°になっており，二つのダイポールは少し離れている。この結果，本症例では左室由来のA型WPW症候群と推察される。（本書の5章参照）

WPW加算波形　　**二つのダイポールの関係**

QRS波ピーク

Δ波

測定面

二つのダイポールの角度が約90°である
副伝導路と心室での興奮位置が異なる
↓
副伝導路が左室由来のA型WPW症候群と考えられる

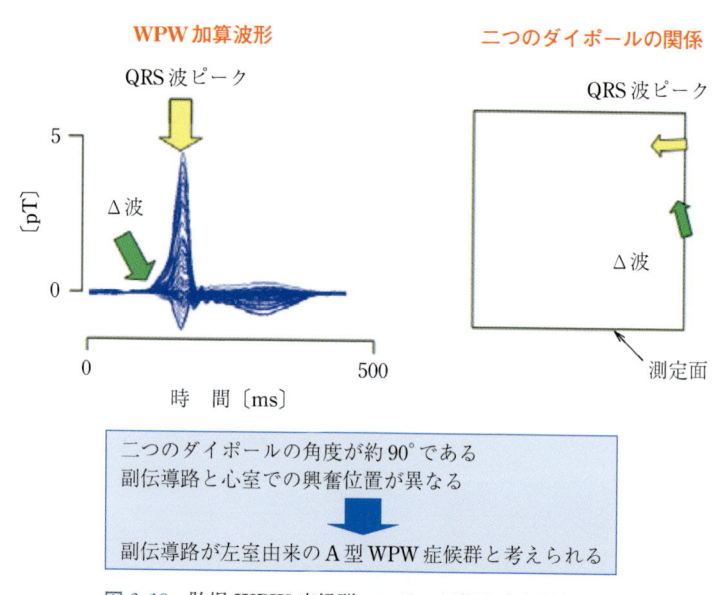

図6.18　胎児WPW症候群における早期興奮部位結果[13]

引用・参考文献

1) Tsukada K., Miyashita T., Kandori A., Mitsui T., Terada Y., Sato M., Shiono J., Horigome H., Yamada S., and Yamaguchi I., An iso-integral mapping technique using magneto-cardiogram, and its possible use for

diagnosis of ischemic heart disease, Int. J. Cardiac Imag., **16**, pp.55〜66 (2000)

2) Kandori A., Kanzaki H., Miyatake K., Hashimoto S., Itoh S., Tanaka N., Miyashita T. and Tsukada K.：A method for detecting myocardial abnormality by using a current-ratio map calculated from an exercise-induced magnetocardiogram, Med. Biol. Eng. Comput. **39** (1), pp.29〜34 (2001)

3) Kanzaki H., Nakatani S., Kandori A., Tsukada K. and Miyatake K.：A new screening method to diagnose coronary artery disease using multichannel magnetocardiogram and Simple Exercise, Basic Res. Cardiol, **98** (2), pp.124〜132 (2003)

4) 山田さつき，塚田啓二，山口巖：心磁計測による不整脈診断，呼吸と循環，**48** (12), pp.1207〜1212（2000）

5) Ogata K., Kandori A., Miyashita T., Tsukada K., Nakatani S., Shimizu W., Kanzaki H., Miyatake K., Yamada S., Watanabe S. and Yamaguchi I.：Visualization of Three-Dimensional Cardiac Electrical Excitation Using Standard Heart Model and Anterior and Posterior Magnetocardiogram, International Journal of Cardiovascular Imaging（2006）

6) Kandori A., Miyashita T., Ogata K., Shimizu W., Yokokawa M., Kamakura S., Miyatake K., Tsukada K., Yamada S., Watanabe S. and Yamaguchi I.：Space-time electrical abnormality of depolarization in patients with Brugada syndrome and patients with complete right-bundle branch blocks, Pacing Clin. Electrophysiol., **29** (1), pp.15〜20（2006）

7) Miyashita T., Kandori A., Ogata K., Tsukada K., On K., Horigome H., Watanabe S., Miyauchi T. and Yamaguchi I.：Evaluating Inhomogeneity of Myocardial Activity of Ischemic Heart Disease by using MCG, 4 th International Symposium on Noninvasive Functional Source Imaging, Sept., Chieti, Italy（2003）

8) Tsukada K., Ogata K., Miyashita T., Yamada S., Horigome H., Shiono J., Kiwa T., Kandori A.：I. Yamaguchi, An imaging and quantitative analysis technique for diagnosis of electro-pysiological excitation abnormality of heart, Proc. of the 14 th International Conference on Biomagnetism, Boston, pp.377〜378（2004）

9) Kandori A., Shimizu W., Yokokawa M., Kamakura S., Miyatake K., Murakami M., Miyashita T., Ogata K. and Tsukada K.：Reconstruction of action potential of repolarization in patients with congenital long-QT syndrome, Phys. Med. Biol., **49** (10), pp.2103〜2115（2004）

10) Kandori A., Hosono T., Kanagawa T., Miyashita S., Chiba Y., Murakami M., Miyashita T. and Tsukada K.：Detection of atrial-flutter and atrial-fibrilla-

tion waveforms by fetal magnetocardiograms, Med. Biol. Eng. Comput., **40** (2), pp.213～217 (2002)
11) Kandori A., Miyashita T., Tsukada K., Hosono T., Miyashita S., Chiba Y., Horigome H., Shigemitsu S. and Asaka M.：Prenatal diagnosis of QT prolongation by fetal magnetocardiogram -Use of QRS and T-wave current -arrow maps-, Physiol. Meas., **22** (2), pp.377～387 (2001)
12) Kandori A., Ogata K., Murakami M., Miyashita T., Tsukada K., Hosono T., Chiba Y., Miyashita S., Horigome H. and Matsui A.：R-R interval detection using autocorrelation on fetal magnetocardiogram, Proc. of the IASTED international conference BIOMEDICAL ENGINEERING, Salzburg, Austria, pp.6～10, (2003)
13) Kandori A., Hosono T., Chiba Y., Shinto M., Miyashita S., Murakami M., Miyashita T. and Tsukada K.：Classifying cases of fetal Wolf-Parkinson-White syndrome by estimating the accessory pathway from fetal magnetocardiograms, Med. Biol. Eng. Comput., **41** (1), pp.33～39 (2003)
14) Nakai K., Kawazoe K., Izumoto H., Tsuboi J., Oshima Y., Oka T., Yoshioka K., Shozushima M., Suwabe A., Itoh M., Kobayashi K., Shimizu T., Yoshizawa M.：Construction of a three-dimensional outline of the heart and conduction pathway by means of a 64-channel magnetocardiogram in patients with atrial flutter and fibrillation, Int. J. Cardiovasc Imaging, **21** (5), pp.555～561 (2005)
15) Nakai K., Izumoto H., Kawazoe K., Tsuboi J., Fukuhiro Y., Oka T., Yoshioka K., Shozushima M., Itoh M., Suwabe A., Yoshizawa M.：Three-dimensional recovery time dispersion map by 64-channel magnetocardiography may demonstrate the location of a myocardial injury and heterogeneity of repolarization, Int. J. Cardiovasc. Imaging, Nov. 24, pp.1～8 (2005)
16) Mäkijärvi M., Nenonen J., Leinio M., Montonen J., Toivonen L., Nieminen M. S., Katila T., and Siltanen P.：Localization of accessory pathways in Wolff-Parkinson-White syndrome by high-resolution magnetocardiographic mapping, J. Electrocardiol., **25** (2), pp.143～55 (1992)
17) Moshage W., Achenbach S., Gohl K., Bachmann K.：Evaluation of the non-invasive localization accuracy of cardiac arrhythmias attainable by multichannel magnetocardiography (MCG), Int. J. Card. Imaging, **12** (1), pp.47～59 (1996)
18) Nakaya Y., Sumi M., Saito K., Fujino K., Murakami M., and Mori H.：Analysis of current source of the heart using isomagnetic and vector arrow maps, Jpn. Heart J., **25** (5), pp.701～711 (1984)
19) Nenonen J., Mäkijärvi M., Toivonen L., Forsman K., Leiniö M., Montonen J.,

Järvinen A., Keto P., Hekali P. Katila T., and Siltanen P.: Non-invasive magnetocardiographic localization of ventricular pre-excitation in the Wolff-Parkinson-White syndrome using a realistic torso model, Eur. Heart J., **14** (2), pp.168〜174 (1993)

20) Nenonen J., Rovamo L., Toivonen L., Ilmoniemi R., Järvinen A., Leiniö M., Montonen J., and Nisula L.: Magnetocardiographic localization of ventricular pre-excitation in a child with a congenital heart defect, Pediatr. Cardiol., **16** (1), pp.33〜35 (1995)

21) Nomura M., Watanabe K., Katayama M., Takeuchi A., Ishihara S., Kiyoshige K., Fujimoto T., Nakaya Y., and Mori H.: Magnetocardiographic localization of an accessory pathway in patients with WPW syndrome, J. Cardiol., **20**, pp.227〜239 (1990)

22) Nomura M., Nakaya Y., Saito K., Kishi F., Watatsuki T., Miyoshi H., Nishikado A., Bando S., Ito S., Nishitani H., et al.: Noninvasive localization of accessory pathways by magnetocardiographic imaging, Clin. Cardiol., **17** (5), pp.239〜244 (1994)

23) 山田さつきほか：心磁計測による不整脈診断―Magneto-anatomical mapping system―，呼吸と循環，**48**, pp.1207〜1212 (2000)

索引

【あ】
アナログフィルタ　31

【う】
右脚ブロック　76
右室肥大　76
右房肥大　76
運動負荷　24
運動負荷心電図　42

【え】
液体ヘリウム　14

【お】
オフセット電圧　32

【か】
拡張型心筋症　48, 68
加算平均　32
加算平均心電図法　53
家族性洞不全症候群　101
カテーテルアブレーション　59
カレントレシオマップ　24, 48
冠血行再建術　47
完全房室ブロック　88, 103
冠動脈粥腫　42
冠動脈狭窄　42, 45
冠動脈病変　73

【き】
期外収縮　58
気絶心筋　55

基線補正　32
急性冠症候群　56
急性心筋梗塞　42

【く】
空間フィルタ法　138
グリッドマップ　19

【け】
経皮的冠動脈インターベンション　47
検出コイル　14
剣状突起　16, 128

【こ】
交感神経　88
高速フーリエ変換法　100

【さ】
再分極　10
左室肥大　76

【し】
視覚誘発　117
時間指標　6
時間波形　17
磁気雑音源　34
磁気シールドルーム　15
自己相関法　108
持続性心室頻拍症　48
純型肺動脈閉鎖症　112
傷害電流　50
商業電源ノイズ　31
上室性期外収縮　92

上室性頻拍症　94
自律神経活動　106
心筋 viability　55
心室中隔欠損症　76
心尖部肥大型心筋症　68
心臓磁場強度　17
心臓全体電気興奮ダイアグラム　23
心臓全体ブルズアイマップ　132
心房細動　49, 61
心房性不整脈　61
心房粗動　7, 49, 61
心房中隔欠損症　76
心房停止　33
心房頻拍　49, 61

【せ】
積分図　23
接線成分　13
センサアレイ　14
潜在性虚血性心疾患　42
先天性 QT 延長症候群　101
先天性完全房室ブロック　112

【た】
胎児脳磁図　117
胎児頻拍症　94
体積抵抗率　20
体積電流　20
脱分極　10

【ち】
チャネル数　14

索　引

聴性反応	117
超伝導	2
直接胎児心電図	6
陳旧性心筋梗塞	44

【て】

ディジタルフィルタ	31
デュアル電流ベクトルダイアグラム	22, 135
デルタ波	95
テンプレート波形	138
電流アロー図	19, 49
電流源推定	131
電流双極子	11, 20
デュワ	14

【と】

透磁率	21
洞房結節	106
冬眠心筋	55

【に】

妊娠週数	110

【は】

ハイパスフィルタ	32

【ひ】

肥大型心筋症	68

【ふ】

ファロー四徴症	76

【ほ】

負荷試験	24
副交感神経	88
副伝導路	4
腹壁心電図法	86
ブルズアイマップ	23

【ほ】

房室リエントリー回路	59
法線成分	13
母体腹壁誘導心電図	6

【ま】

マルチ電流ベクトルダイアグラム	23, 134

【み】

右ねじの法則	12

【A】

action potential duration	67
APD	67

【H】

His 束電位	33

【M】

mCVD 法	51

【P】

PQ 時間	17

【Q】

QTd	44
QT dispersion	44
QT 延長症候群	6
QT 時間	17

【R】

R-R 時間	17

【S】

SQUID	2, 13
ST 偏位	43

【T】

TdP	67
torsade(s) de pointes	67, 102

【W】

Wolff-Parkinson-White 症候群	4, 57
WPW 症候群	57

【数字】

12 誘導検査	2
3 次元心臓標準モデル	130

―――― 監修者・編著者略歴 ――――

山口　巖（やまぐち　いわお）
1968 年　日本医科大学卒業
1974 年　日本医科大学大学院医学研究科修了
　　　　医学博士（日本医科大学）
1974 年　Calfornia 大学 Los Angels 校，
　　　　Cedars Sinai Medical Center 留学
1977 年　筑波大学臨床医学系循環器内科講師
1992 年　筑波大学臨床医学系循環器内科助教授
1999 年　筑波大学臨床医学系循環器内科教授
2003 年　筑波大学附属病院長
　　　　現在に至る

塚田　啓二（つかだ　けいじ）
1979 年　筑波大学第１学群自然学類卒業
1982 年　筑波大学大学院理工学研究科
　　　　修士課程修了
1982 年　（株）日立製作所中央研究所勤務
1990 年　工学博士（筑波大学）
1991 年　超伝導センサ研究所主任研究員
1996 年　（株）日立製作所中央研究所
　　　　主任研究員
2001 年　医学博士（筑波大学）
2003 年　（株）日立製作所中央研究所
　　　　主管研究員
2003 年　岡山大学教授
　　　　現在に至る

心磁図の読み方
MCG Interpretation：A Basic Manual

　　　　　　　　© Iwao Yamaguchi, Keiji Tsukada　2006

2006 年 8 月 7 日　初版第 1 刷発行

|検印省略|

監　修　者　山　　口　　　　　巖
編　著　者　塚　　田　　啓　　二
発　行　者　株式会社　　コロナ社
　　　　　　代　表　者　　牛来辰巳
印　刷　所　新日本印刷株式会社

112-0011　東京都文京区千石 4-46-10
発行所　株式会社　コロナ社
CORONA PUBLISHING CO., LTD.
Tokyo Japan
振替 00140-8-14844・電話(03)3941-3131(代)

ホームページ http://www.coronasha.co.jp

ISBN 4-339-07089-0　　（柏原）　（製本：愛千製本所）
Printed in Japan

無断複写・転載を禁ずる
落丁・乱丁本はお取替えいたします